RÉPUBLIQUE FRANÇAISE

LIBERTÉ — ÉGALITÉ — FRATERNITÉ

PRÉFECTURE DU DÉPARTEMENT DE LA SEINE

DIRECTION DES AFFAIRES DÉPARTEMENTALES

SERVICE DES ALIÉNÉS

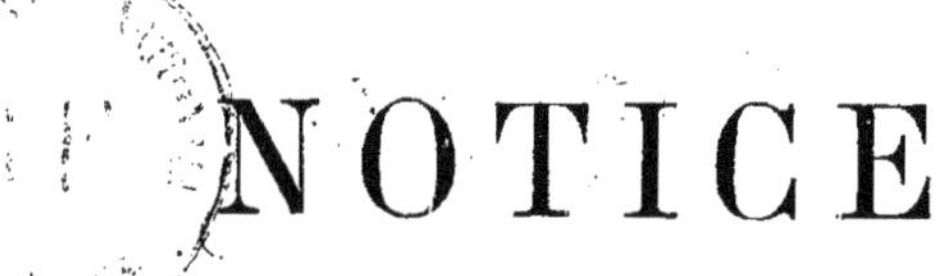

NOTICE

SUR

LES ASILES PUBLICS D'ALIÉNÉS

ET

LES COLONIES FAMILIALES

1900

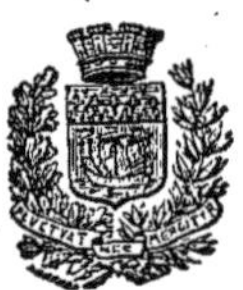

PARIS

IMPRIMERIE ET LIBRAIRIE CENTRALES DES CHEMINS DE FER

IMPRIMERIE CHAIX

SOCIÉTÉ ANONYME AU CAPITAL DE TROIS MILLIONS

Rue Bergère, 20

1900

NOTICE

SUR

LES ASILES PUBLICS D'ALIÉNÉS

ET

LES COLONIES FAMILIALES

1900

RÉPUBLIQUE FRANÇAISE

LIBERTÉ — ÉGALITÉ — FRATERNITÉ

PRÉFECTURE DU DÉPARTEMENT DE LA SEINE

DIRECTION DES AFFAIRES DÉPARTEMENTALES

SERVICE DES ALIÉNÉS

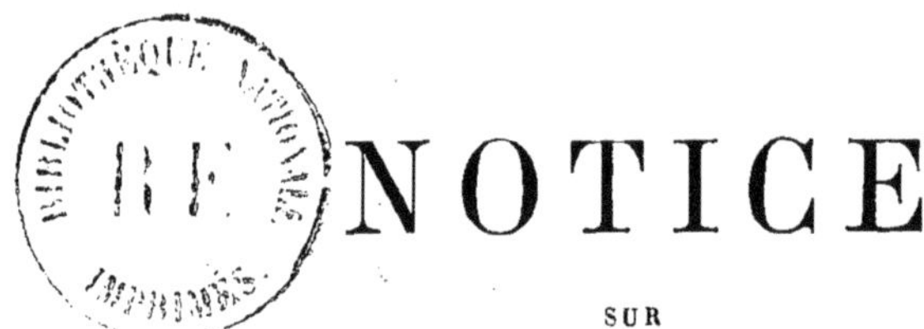

NOTICE

SUR

LES ASILES PUBLICS D'ALIÉNÉS

ET

LES COLONIES FAMILIALES

1900

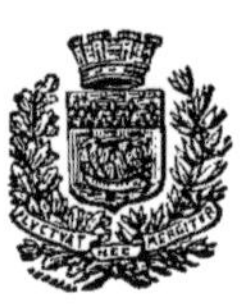

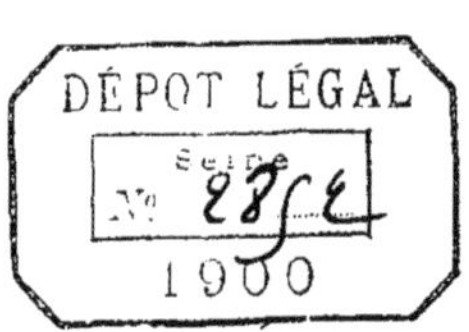

PARIS
IMPRIMERIE ET LIBRAIRIE CENTRALES DES CHEMINS DE FER
IMPRIMERIE CHAIX
SOCIÉTÉ ANONYME AU CAPITAL DE TROIS MILLIONS
Rue Bergère, 20
1900

Pendant longtemps, le service des aliénés a été confié à l'Assistance publique et était confondu avec les autres services de cette administration. Le département de la Seine n'avait, pour hospitaliser les aliénés, d'autres établissements que les quartiers spéciaux dépendant des hospices de Bicêtre et de la Salpêtrière ; les malades qui ne pouvaient y être conservés faute de place, étaient traités dans les asiles de province. En 1860, l'administration préfectorale institua une commission spéciale chargée d'étudier les améliorations et les réformes à apporter au service des aliénés du département. Cette commission présenta un rapport dont les conclusions tendaient à la création d'asiles spéciaux pour les aliénés de la Seine et en première ligne à la construction d'un asile central placé à Paris, où seraient traités les cas de folie aigus et récents et où serait organisé l'enseignement par la clinique ; à cet asile serait annexé un bureau d'admission pour l'examen et la répartition des aliénés ; ensuite devaient être créés des asiles situés hors Paris, à des distances permettant des rapports faciles entre les aliénés et leurs familles et construits de manière à recevoir les malades des deux sexes, à la condition d'une séparation absolue entre eux.

C'est ce programme qui a été suivi et son exécution a doté successivement le département de l'Asile-Clinique (Sainte-Anne), à Paris, qui renferme, outre l'asile proprement dit, le bureau d'admission et la clinique des maladies mentales, et des asiles suburbains de Vaucluse à Épinay-sur-Orge (Seine-et-Oise), de Ville-Évrard à Neuilly-sur-Marne (Seine-et-Oise), de Villejuif (Seine), et de Maison-Blanche à Neuilly-sur-Marne (Seine-et-Oise).

On trouvera ci-aprés une notice sur chacun de ces asiles ; celle qui concerne l'Asile-Clinique (Sainte-Anne) a reçu plus de développement en raison de l'importance et du caractère spécial de cet établissement qui renferme, outre l'asile proprement dit, le bureau d'admission des alienés et la clinique des maladies mentales. Les indications fournies à la suite sur les quatre asiles suburbains sont plus sommaires, l'organisation médicale et administrative étant sensiblement la même qu'à l'Asile-Clinique.

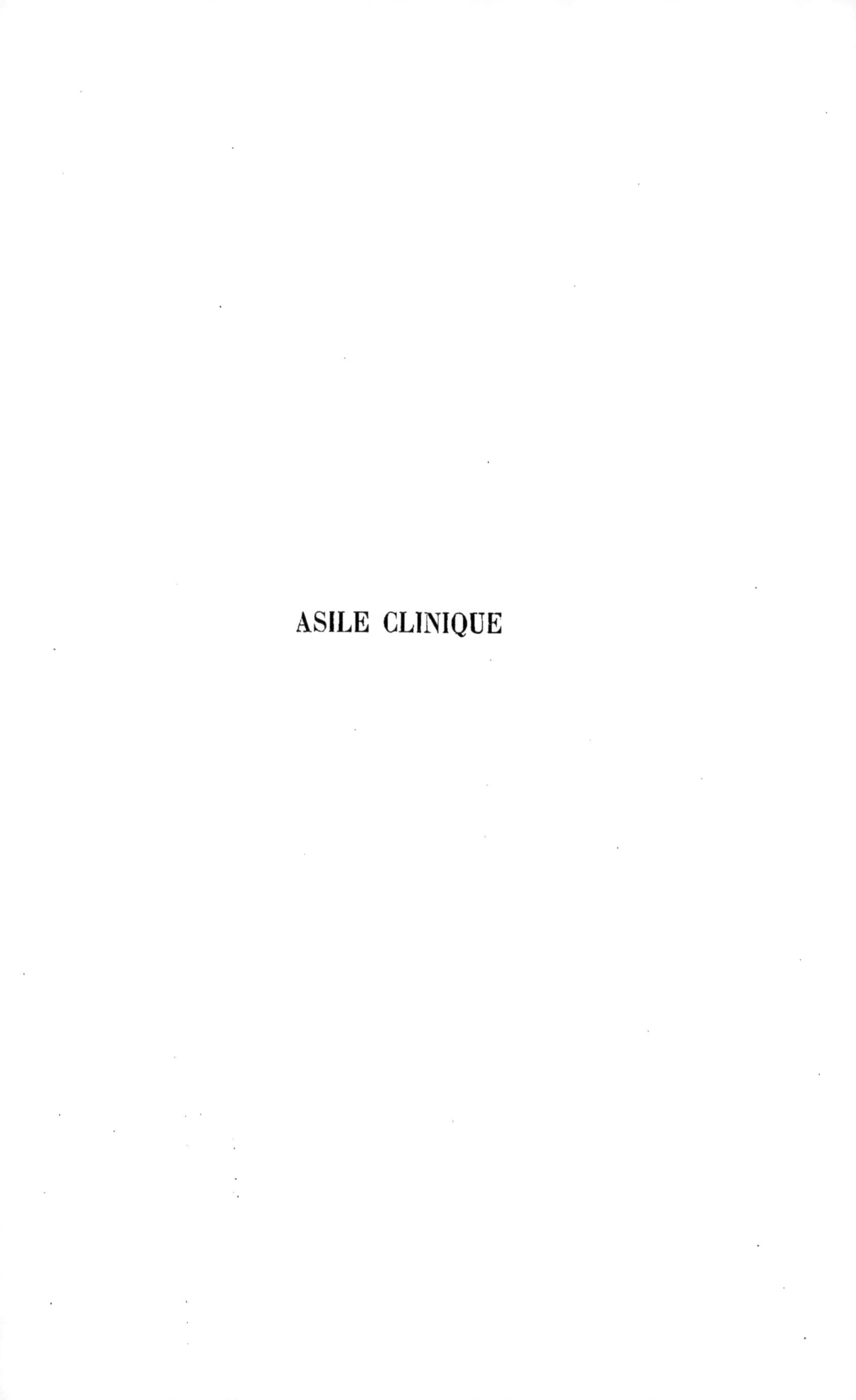

ASILE CLINIQUE

DÉPARTEMENT DE LA SEINE

ASILE CLINIQUE D'ALIÉNÉS (SAINTE-ANNE)

Rue Cabanis N°1 (XIVe Arrondissement)

Construit (1861 - 1867), par Feu Questel, membre de l'Institut et Mr P Gion, Architectes

PLAN D'ENSEMBLE

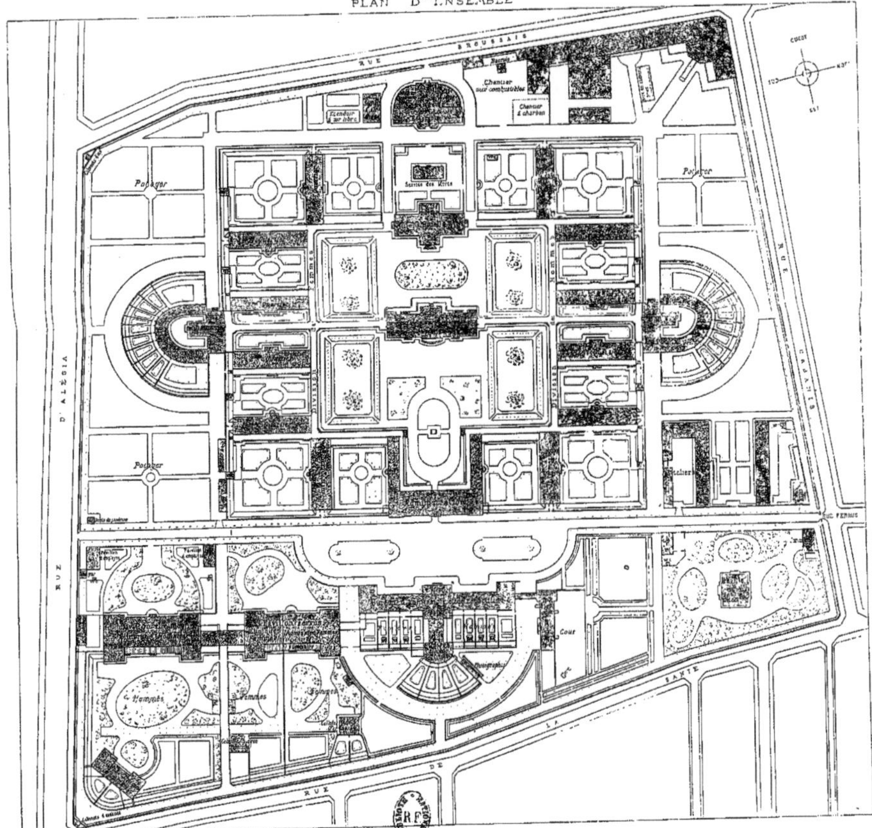

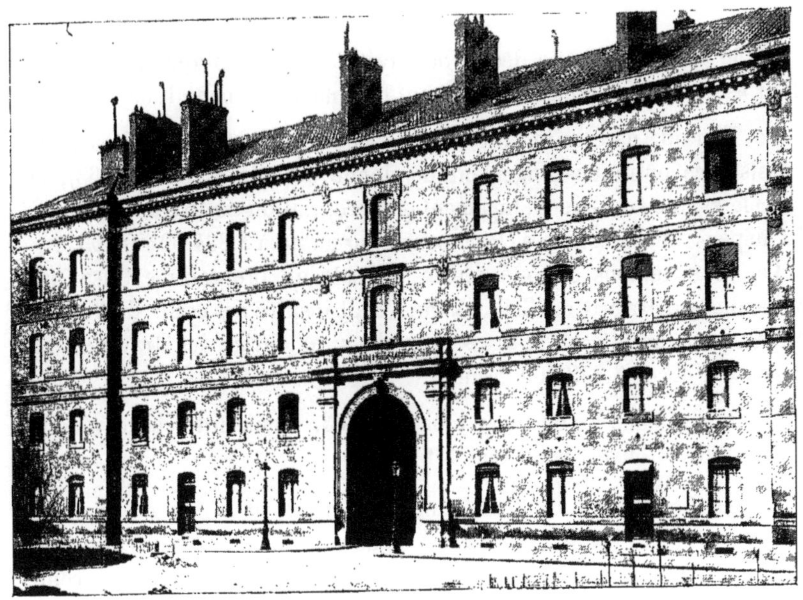

BATIMENT DE L'ADMINISTRATION

ASILE CLINIQUE

1, Rue Cabanis, à Paris (XIVe Arrondissement).

Situé à Paris, dans le quartier de la Santé (XIVe arrondissement). l'Asile clinique a été édifié sur l'emplacement d'une ferme appartenant aux hospices, la ferme Sainte-Anne, devenue une annexe de l'Hospice de Bicêtre et où le docteur Ferrus, alors médecin du quartier des aliénés de cet hospice, occupait à des travaux agricoles un certain nombre de malades.

Dans sa séance du 20 décembre 1862, le Conseil général décida la construction de l'Asile clinique (Sainte-Anne), en même temps que celle des asiles de Vaucluse et de Ville-Evrard, ratifiant ainsi les conclusions présentées par la Commission spéciale instituée en 1860.

Le 30 juillet 1863, un décret déclarait d'utilité publique l'ouverture d'un asile clinique pour le traitement des maladies mentales.

Le terrain nécessaire fut acquis pour la partie principale de l'Assistance publique (Jugement de donné acte du 13 août 1863), et pour le surplus de divers (Jugement d'expropriation du 15 octobre 1863). La dépense d'acquisition s'éleva pour l'ensemble à 2.804.024 fr. 05 c.

Les constructions ont été édifiées d'après un programme tracé par M. le docteur Girard de Cailleux qui s'était inspiré des écrits de Ferrus. M. Questel, architecte, a dressé les plans et dirigé les travaux. La dépense a été de 5.243.700 francs.

Commencé dans les derniers mois de 1863, l'Asile fut achevé vers la fin de 1866 et ouvert le 1er mai 1867.

Depuis l'ouverture de l'Asile deux nouveaux quartiers de malades et un bâtiment destiné à un service de bains résineux ont été construits pour une somme de 1.114.000 francs. Ces constructions furent commencées en 1869 ; interrompues en 1870, elles furent reprises en 1873 et terminées en 1877. Dans l'intervalle, les deux quartiers, qui primitivement devaient recevoir des pensionnaires payants, furent affectés aux malades du régime commun ; il avait été reconnu, en effet, qu'un pensionnat serait mieux placé à la campagne, où les conditions de traitement sont plus favorables. Ces deux pavillons, qui ont reçu les noms de Leuret et de Ferrus, sont aujourd'hui affectés au bureau d'admission et à la clinique des maladies mentales qui a été inaugurée en 1879. De même le bâtiment qui devait contenir un service de bains résineux a reçu une destination différente ; dès 1873, il avait été décidé d'y placer les mobiliers des aliénés et il sert de garde-meuble.

La superficie totale de l'Asile est de 13 hectares 25 ares, entourés de murs. Cette enceinte, qui a la forme d'un quadrilatère presque régulier, est longée au nord par la rue Cabanis, à l'est par la rue de la Santé, à l'ouest par la rue Broussais et au sud par la rue d'Alésia. La porte principale est située, 1, rue Cabanis.

Les bâtiments et préaux intérieurs de l'établissement occupent une superficie de 9 hectares 75 ares, le potager un peu plus de 2 hectares, et les allées, cours extérieures, pelouses et parterres 2 hectares et demi environ.

L'Asile clinique est desservi par de nombreux moyens de communication qui sont indiqués ci-dessous :

I. — *A la place Denfert-Rochereau.*

Tramway — Montrouge-Gare de l'Est.
— — Saint-Germain-des-Prés-Châtillon.
— — Gare de Sceaux-Place de la Nation.
Omnibus — Montmartre-Place Saint-Jacques.
Station du Chemin de fer de Sceaux.

II. — *Au coin de la rue de la Glacière.*

Omnibus — Montsouris-Place de la République.

III. — *A la Place d'Italie.*

Tramway — Châtelet-Villejuif.
— — Châtelet-Bicêtre.
— — Châtelet-Ivry.
— — Châtelet-Vitry.
— — Châtelet-Choisy-le-Roi.
— — Porte-d'Ivry-Les Halles.
— — Petit-Ivry-Les Halles.
Omnibus — Charonne-Place d'Italie.

IV. — *Au coin de la rue de la Santé.*

Tramway — Gare Montparnasse-Place de la Bastille.

V. — *Au coin de l'avenue des Gobelins.*

Omnibus — Boulevard Saint-Marcel-Notre-Dame-de-Lorette.

VI. — *Chemin de fer de Ceinture.*

Station — La Glacière, Gentilly.

La grande porte de la rue Cabanis s'ouvre sur une large avenue de marronniers de 390 mètres de longueur qui traverse l'asile du nord au sud et le divise en deux parties inégales. A gauche de cette avenue se trouvent la loge du concierge, le jardin et le pavillon du directeur, un verger renfermant un grand nombre d'arbres fruitiers, le bureau d'admission, la clinique (pavillons Ferrus et Leuret) et trois petits pavillons détachés occupés actuellement par des agents du personnel. Ces bâtiments et leurs dépendances (cours et jardins) occupent à peu près un tiers de la superficie totale de l'établissement.

Les deux autres tiers, situés à droite de l'avenue principale, contiennent le pavillon des consultations externes qui fait face à celui du concierge, les écuries et remises, les ateliers, l'asile proprement dit, le jardin potager et enfin à l'extrémité, vers la rue d'Alésia, le pavillon de chirurgie.

Une description détaillée des parties principales de l'établissement sera donnée ultérieurement.

Le personnel attaché à l'établissement se décompose de la manière suivante :

PERSONNEL ADMINISTRATIF

1 directeur. — M. Guillot.
1 économe. — M. Gillet.
1 commis principal ;
2 commis dont un spécialement attaché au service de l'admission.

PERSONNEL MÉDICAL

1 médecin en chef du bureau d'admission. — M. le Dr Magnan.
1 médecin en chef de la clinique. — M. le Dr Joffroy.
1 médecin en chef de la division des hommes. — M. le Dr Vallon.
1 médecin en chef de la division des femmes. — M. le Dr Dubuisson.
1 médecin en chef chargé de la consultation et des bains externes. — M. le Dr Dagonet.
1 pharmacien en chef. — M. Quesneville.
1 chirurgien en chef. — M. le Dr Picqué.
1 chirurgien adjoint. — M. le Dr Mauclaire.
2 chefs de clinique ;
7 internes en médecine ;
4 internes en pharmacie.

PERSONNEL SECONDAIRE

PERSONNEL ATTACHÉ AUX SERVICES ADMINISTRATIFS

4 sous-employés assimilés à sous-surveillant ;
1 garçon de bureau ;
1 commissionnaire ;
1 bibliothécaire.

PERSONNEL ATTACHÉ AUX SERVICES MÉDICAUX

HOMMES	FEMMES
3 surveillants ;	3 surveillantes ;
13 sous-surveillants ;	12 sous-surveillantes ;
65 infirmiers.	62 infirmières ;

PERSONNEL ATTACHÉ AUX SERVICES GÉNÉRAUX

Personnel hommes : 28 agents

13 sous-employés assimilés au grade de surveillant, savoir :

1 garde-magasin ;
1 chef menuisier ;
1 chef tailleur ;
1 chef jardinier ;
1 chef cuisinier ;
1 chef serrurier ;
1 chef cordonnier ;
1 chef plombier ;
1 chef chauffeur ;
1 chef cocher ;
1 garçon de pharmacie ;
2 concierges.

8 sous-employés assimilés au grade de sous-surveillant, savoir :

1 chef baigneur ;
1 chef cantonnier ;

1 garçon de pharmacie ;
1 garçon de cave ;
1 cuisinier ;
1 perruquier ;
1 garçon d'amphithéâtre ;
1 jardinier.

7 préposés, savoir :

1 baigneur ;
1 cuisinier ;
1 garçon de buanderie ;
1 garçon de cave ;
1 serviteur des internes ;
2 cochers.

Personnel Femmes : 16 agents.

5 sous-surveillantes, savoir :

1 à la couture.
2 à la buanderie.
1 à la lingerie.
1 au vestiaire.
1 aux bains-externes.

11 préposées, savoir :

3 à la couture.
2 à la buanderie.
3 à la lingerie.
1 au repassage.
1 à l'épluchage.
1 aux bains-externes.

Le tableau ci-dessous indique les traitements du personnel secondaire; les appointements sont les mêmes pour les hommes et pour les femmes et ont été fixés par arrêté préfectoral du 31 mai 1900.

EMPLOIS	CLASSES	TRAITEMENT en ARGENT	AVANTAGES EN NATURE ou indemnités représentatives de			TOTAL GÉNÉRAL
			Nourriture	Logement	Habillemt	
Surveillants; Surveillantes; Chefs d'ateliers; Ss-employés assimilés.	Exceptionnlle	1.330	720	400	100	2.550
	1re classe...	1.180	720	400	100	2.400
	2e classe....	1.080	720	400	100	2.300
Sous-surveillants; Sous-surveillantes; Ss-employés assimilés.	Exceptionnlle	900	720	400	100	2.120
	1re classe...	800	720	400	100	2.020
	2e classe....	720	720	335	100	1.875
Suppléants; Suppléantes.	1re classe...	700	720	335	100	1.855
	2e classe....	660	720	335	100	1.815
Infirmiers; Infirmières; Services médicaux et généraux.	Exceptionnlle	740	600	300	60	1.700
	1re classe...	640	600	300	60	1.600
	2e classe....	540	600	300	60	1.500

La classe exceptionnelle est accordée, dans chaque grade, aux agents comptant dix années de bons services dans la 1re classe.

Après vingt-cinq ans de services, les agents du personnel secondaire peuvent obtenir une indemnité de repos dont le montant annuel est équivalent à la moitié du traitement total.

PERSONNEL HORS CADRES

En dehors du personnel ci-dessus énuméré, des agents hors cadres assurent les services économiques de l'Asile; leur salaire est évalué pour 1900 à 32.847 francs. Ce personnel comprend :

5 buandières, à 4 fr. 50 c. par jour.
3 ouvriers jardiniers, à 6 francs par jour.
1 ouvrier fumiste, à 7 fr. 50 c. par jour.
3 chauffeurs-mécaniciens, à 2.100 francs par an.
1 chauffeur, à 170 francs par mois.
2 chauffeurs, à 160 francs par mois.

3 chauffeurs (pendant six mois seulement), à 5 francs par jour.

2 ouvriers plombiers, à 6 francs par jour.

1 égoutier (deux jours par mois), à 6 francs par jour.

Soit 21 agents au total.

Comme il a été expliqué ci-dessus, l'asile comprend trois grandes sections : le bureau d'admission, la clinique des maladies mentales et l'asile proprement dit. Chacune de ces sections reçoit des malades des deux sexes dans des locaux absolument séparés l'un de l'autre.

BUREAU D'ADMISSION

C'est au bureau d'admission que sont conduits tous les aliénés placés d'office par arrêté de M. le Préfet de Police ; ils ont été l'objet d'un premier examen à l'infirmerie spéciale et, après un nouvel examen, le médecin en chef de l'admission les répartit dans les autres services de l'asile ou les désigne pour être envoyés dans les asiles suburbains : Vaucluse, Ville-Évrard, Villejuif et Maison-Blanche, ou dans les quartiers d'hospice de Bicêtre (hommes) et de la Salpêtrière (femmes).

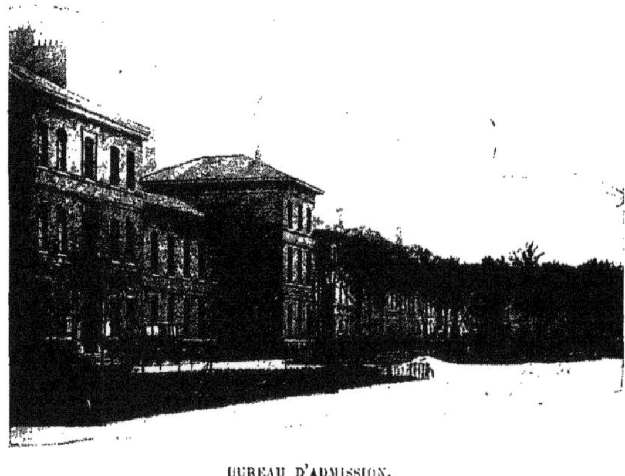

BUREAU D'ADMISSION.

Le service médical est confié à M. le docteur Magnan, médecin en chef, assisté de deux élèves internes, l'un pour les hommes, l'autre pour les femmes. Un interne en pharmacie est attaché spécialement au bureau d'admission.

Au premier janvier 1900, le bureau d'admission contenait 156 malades, 68 hommes et 88 femmes.

Le personnel de surveillance comprend 21 agents dans la division des hommes et 22 dans la division des femmes.

Le personnel masculin se compose de : 1 surveillant, deux sous-surveillants et 18 infirmiers ; le personnel féminin de : 1 surveillante, 2 sous-surveillantes et 19 infirmières.

La proportion numérique du personnel de surveillance par rapport aux malades est de 30,88 0/0 chez les hommes et de 25 0/0 chez les femmes.

Le bureau d'admission est précédé d'une vaste cour entourée d'arbres. Cette cour est ornée d'une corbeille centrale et de deux grandes pelouses rectangulaires à extrémités circulaires bordées d'arbustes et de fleurs.

Le bâtiment, qui offre un développement de 83 mètres, se compose de trois pavillons élevés d'un rez-de-chaussée et de deux étages reliés par des corps de bâtiment élevés d'un rez-de-chaussée et d'un étage. A l'arrière du pavillon central s'étend, en retour d'équerre, une aile élevée d'un rez-de-chaussée seulement. (Elle contient une salle de cours et un pavillon d'isolement. L'ensemble est divisé en deux parties symétriques, l'une réservée aux hommes (à gauche de la porte d'entrée), l'autre réservée aux femmes (à droite de cette porte).

Au centre et au premier se trouve l'habitation du médecin en chef.

CLINIQUE DES MALADIES MENTALES

C'est par arrêté du ministre de l'Intérieur en date du 8 octobre 1879 que fut installée la clinique des maladies mentales à l'asile Ste-Anne.

M. le docteur Joffroy, professeur à la Faculté de Médecine, fait le cours de clinique des maladies mentales et de l'encéphale ; il remplit les fonctions de médecin en chef, et est secondé dans sa tâche par deux chefs de clinique, un pour la division des hommes, l'autre pour la division des femmes. L'un et l'autre suppléent le professeur en cas d'absence et le remplacent également pour l'exécution des formalités légales et administratives. Un chef de laboratoire (docteur en médecine nommé par la Faculté) et deux internes en médecine, l'un

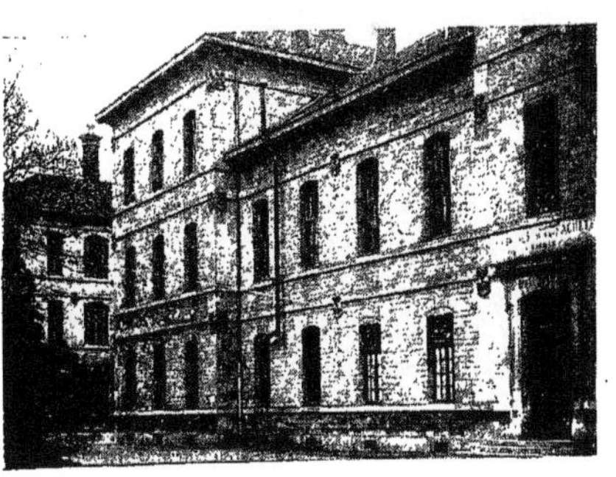

CLINIQUE DES MALADIES MENTALES

pour les hommes, l'autre pour les femmes, sont en outre attachés au service de la clinique, ainsi qu'un interne en pharmacie.

Au premier janvier 1900, il y avait à la clinique 191 malades, soit 121 hommes et 70 femmes.

Le personnel de surveillance comprend 19 agents dans la division des hommes et 13 dans la division des femmes.

Le personnel masculin se compose de : 1 surveillant, 2 sous-surveillants et 16 infirmiers, et le personnel féminin de : 1 surveillante, 1 sous-surveillante et 11 infirmières, ce qui donne une proportion de 15,70 0/0 chez les hommes et de 18,57 0/0 chez les femmes.

Les bâtiments de la clinique placés à la suite et un peu en retrait du *Bureau d'admission* se composent de deux parties symétriques affectées l'une aux hommes, l'autre aux femmes; chacune d'elles présente un développement de 50 mètres et se compose de deux pavillons élevés d'un rez-de-chaussée et de deux étages. Ces deux pavillons sont reliés ensemble par un corps de bâtiment élevé d'un rez-de-chaussée et d'un étage seulement.

Le premier bâtiment à gauche, *pavillon Ferrus* est affecté aux femmes et le deuxième à droite, *pavillon Leuret*, aux hommes. L'un et l'autre sont précédés de jardins.

Chaque service comporte, au rez-de-chaussée : un vestibule central, le cabinet du médecin, un laboratoire, une salle de bains, une cuisine, un parloir, deux salles de réunion, un réfectoire, une lingerie, un logement pour le surveillant ou la surveillante, un dortoir, six chambres de malades, un lavabo et des cabinets d'aisances.

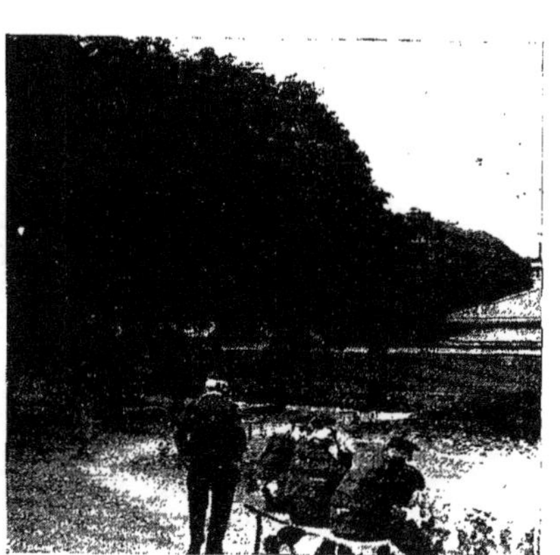

INTÉRIEUR D'UN QUARTIER

Au premier étage, six dortoirs, dont un dans la division des hommes a été transformé en salle de cours, deux chambres de malades et trois chambres d'infirmiers ou d'infirmières, deux lavabos et des cabinets d'aisances.

Au deuxième étage, deux dortoirs de dix-neuf lits chaque, deux chambres de malades, deux lavabos et des cabinets d'aisances. Un dortoir de cinq lits a été aménagé dans les mansardes pour le personnel attaché au service des malades. Un vaste préau planté d'arbres, orné de pelouses, d'arbustes et de fleurs est annexé à chaque division. Dans ces préaux se trouvent des cabinets d'aisances et à l'extrémité de chacun d'eux un petit pavillon pour les agités.

Le *pavillon Leuret* avait été aménagé pour 120 malades hommes et le *pavillon Ferrus* pour 120 malades femmes. Mais le Bureau d'admission se trouvant de plus en plus encombré par l'accroissement du nombre des aliénés, aussitôt après l'achèvement des bâtiments de la clinique, M. le Dr Magnan demanda qu'une moitié du *pavillon Ferrus*, fût adjoint à son service de femmes.

Le *pavillon Ferrus* fut divisé à cet effet en deux parties égales par une cloison centrale et le service des femmes de la clinique se trouva ainsi réduit à soixante malades, tandis que le service des femmes de l'admission se trouvait augmenté d'un nombre égal. Le préau fut également divisé en deux parties par un mur mitoyen et le pavillon des cellules placé à gauche du côté de l'admission fut laissé à la disposition de M. Magnan.

Ce n'est que plus tard qu'un nouveau pavillon de cellules fut construit dans la partie droite du préau ainsi partagé, pour le service des femmes de la clinique. Ces deux pavillons contiennent chacun un large vestibule, trois cellules, une salle de bains, des cabinets d'aisances et une chambre d'infirmière. Le bâtiment des cellules de la division des hommes contient un vaste promenoir, neuf cellules, une salle de bains, des cabinets d'aisances et deux chambres d'infirmiers.

ASILE PROPREMENT DIT

Le service médical de l'Asile est confié à deux médecins en chef, l'un chargé de la division des hommes, M. le Dr Vallon et l'autre, M. le Dr Dubuisson, chargé de la division des femmes. Un interne en médecine et un interne en pharmacie sont attachés à la division des hommes et deux internes en médecine et un interne en pharmacie à la division des femmes.

QUARTIER ORDINAIRE DE MALADES

DÉTAIL D'UN BATIMENT

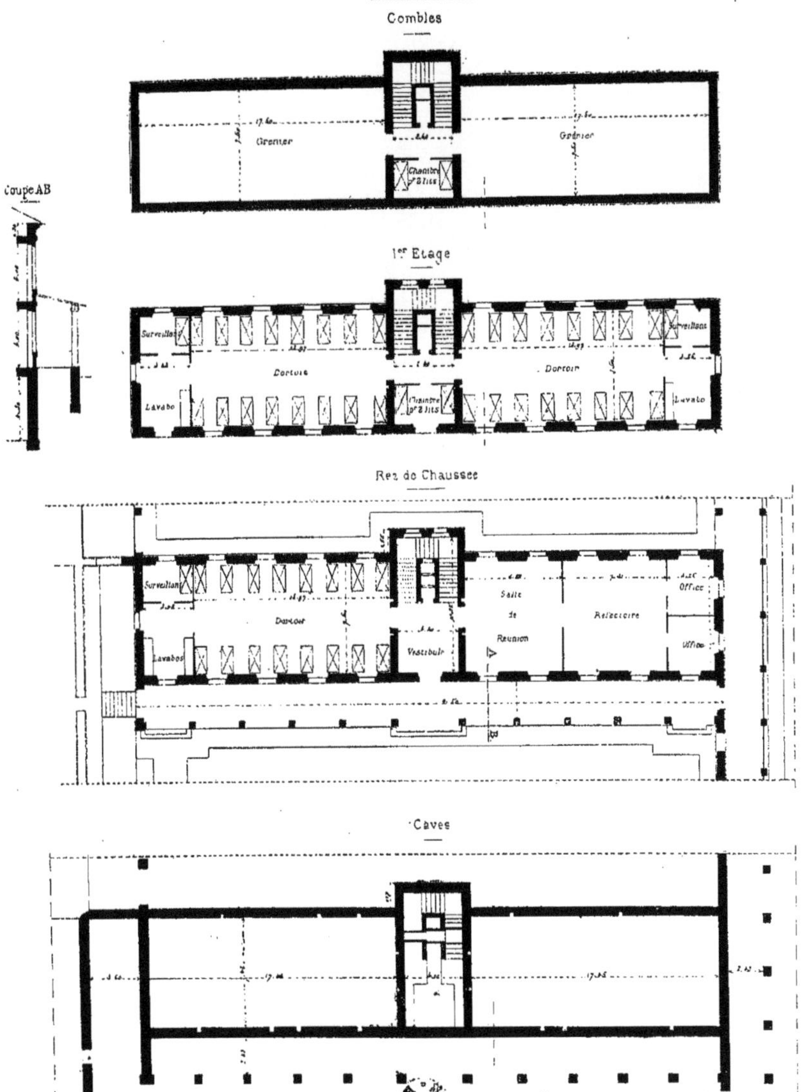

ASILE CLINIQUE (SAINTE-ANNE)

Le nombre des malades en traitement s'élevait, au 1er janvier 1900, à 737; 369 hommes et 368 femmes.

Le personnel de surveillance comprend 41 agents dans la division des hommes et 42 dans la division des femmes.

Le personnel masculin se décompose de : 1 surveillant, 9 sous-surveillants et 31 infirmiers et le personnel féminin de : 1 surveillante, 9 sous-surveillantes et 32 infirmières.

La proportion du personnel par rapport aux malades est de 11,11 0/0 chez les hommes et de 11,41 0/0 chez les femmes.

Les bâtiments de l'asile proprement dit forment dans leur ensemble un rectangle de 215 mètres de largeur sur 195 mètres de profondeur. Les deux quartiers des cellules, la buanderie, les ateliers et les écuries sont placés en dehors de ce périmètre.

On y accède par une voûte placée au milieu du bâtiment d'administration, en face du bureau d'admission.

Sur la ligne d'axe se trouvent :

1° Le bâtiment d'administration ;

2° A soixante-quinze mètres plus loin, le bâtiment des services généraux;

3° A trente mètres de ce bâtiment, la chapelle;

4° Un peu plus loin, la salle des morts et la salle d'autopsie ;

5° Enfin, en dehors du chemin de ronde, la buanderie,

A droite, se trouve la division des hommes constituée par sept pavillons et à gauche la division des femmes, symétrique.

Aux extrémités de la perpendiculaire divisant en deux parties égales la ligne d'axe et passant par le milieu du bâtiment des services généraux sont situés à droite et à gauche les bains et les quartiers de cellules des deux divisions.

Le bâtiment de l'Administration, par lequel on entre dans l'enceinte de l'asile, a 47 mètres de longueur sur 12 mètres de largeur. Les trois étages et la mansarde sont occupés par des logements de fonctionnaires, de médecins et d'employés de l'asile. L'escalier principal, qui dessert les appartements, ayant son point de départ sous la voûte d'entrée, donne accès chez les fonctionnaires sans que l'on soit obligé de pénétrer dans l'asile. Depuis 1885, les bureaux de la Direction et de l'Économat, autrefois situés au rez-de-chaussée du pavillon des Services généraux, ont été transportés au rez-de-chaussée du bâtiment de l'Administration. Un portique appuyé contre ce bâtiment permet, au moyen des galeries qui entourent la cour principale (cour d'honneur) d'aller à couvert de la voûte d'entrée à toutes les parties de l'asile. Deux montées, chacune de dix-huit marches, placées à droite et à gauche sous ce portique, conduisent directement à deux parloirs, l'un pour les hommes, l'autre pour les femmes, installés dans des constructions peu élevées formant retour à droite et à gauche sur le bâtiment de l'administration.

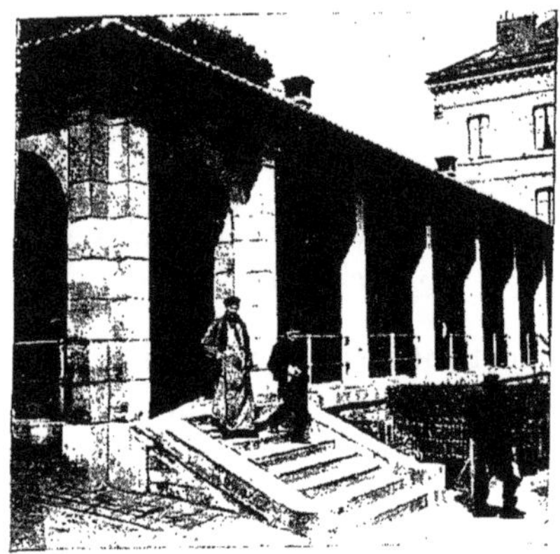

GALERIE DESSERVANT LES QUARTIERS.

Le bâtiment des Services généraux est placé au centre de l'*asile*, entre la division des hommes et la division des femmes Il en est séparé par un vaste espace rectangulaire, dont il occupe le centre. Les parties libres du rectangle sont remplies par des avenues et par cinq grandes pelouses bordées d'arbustes et de fleurs.

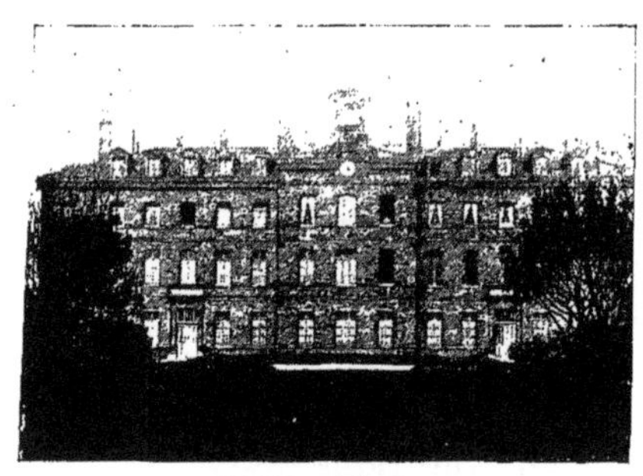

SERVICES GÉNÉRAUX.

C'est la première pelouse, située entre le bâtiment de l'Administration et la façade du bâtiment des Services généraux, qui constitue la *cour d'honneur* de l'asile avec les allées spacieuses qui l'entourent.

Ce bâtiment mesure, hors-d'œuvre, 47 mètres de longueur et 16 mètres de largeur, non compris les avant-corps.

Il renferme les services communs à toutes les parties de l'établissement (sauf la chapelle, la salle des morts et la buanderie). Dans le sous-sol ont été établis les générateurs de vapeur pour la cuisine, une éplucherie et des caves pour la pharmacie et l'économat. Au rez-de-chaussée se trouvent les cabinets des médecins, du surveillant et de la surveillante, la pharmacie, le réfectoire des sous-employés et serviteurs des services généraux, la cuisine et la laverie ; le premier étage est affecté à la bibliothèque des hommes, à la bibliothèque des femmes, aux logements et aux chambres de garde des internes ; au deuxième étage, sont : le vestiaire des hommes, celui des femmes avec ateliers de repassage et de couture, le magasin des étoffes, la lingerie et deux chambres d'internes ; au troisième étage, les chambres des serviteurs. Sur les différents paliers intermédiaires des escaliers se trouvent des cabinets d'aisance. Deux petites cours vitrées de forme octogonale, répandent la lumière dans les deux galeries centrales qui desservent toutes les parties du bâtiment.

La cour de droite et la cour de gauche, séparées l'une de l'autre par une porte close, communiquent respectivement avec la division des hommes et la division des femmes par un couloir correspondant qui débouche sous la galerie centrale aboutissant aux quartiers de chaque division. La distribution des vivres peut ainsi se faire à couvert jusqu'à destination. Les deux cours centrales du bâtiment contiennent chacune un monte-charge pour le service de la lingerie.

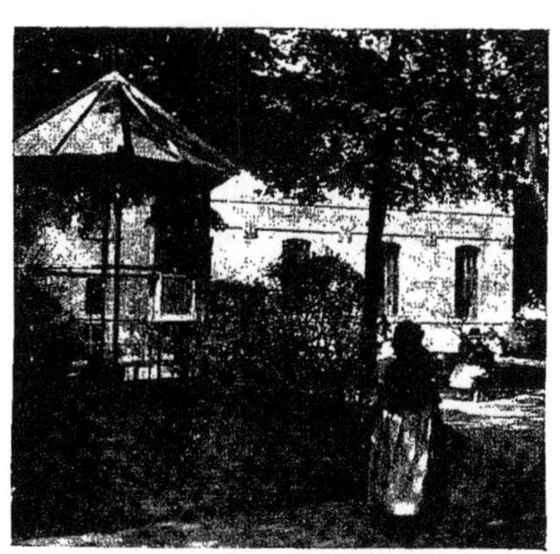
INTÉRIEUR D'UN QUARTIER.

La chapelle, exposée au levant, est précédée d'un espace libre de 30 mètres qui la sépare du bâtiment des services généraux et qui se relie latéralement avec deux des quatre carrés de verdure ménagés entre les portiques de chaque division.

Derrière la chapelle, et dans une enceinte spéciale, se trouve la salle des morts et l'amphithéâtre d'anatomie ; un peu en arrière, la buanderie, les réservoirs d'eau de l'asile et le dépôt des combustibles ; sur le côté à droite, adossés au mur d'enceinte de l'asile, vers le nord-ouest, le garde-meuble des aliénés et le bâtiment des bains externes.

Les pavillons des malades dirigés de l'est à l'ouest attenant à cha que extrémité du bâtiment de l'Administration, sont réservés à l'infirmerie de chaque division. Viennent ensuite, de chaque côté, 4 quartiers du nord au sud parallèles entre eux et séparés les uns des autres par une galerie centrale située entre les deuxième et troisième quartiers de chaque division.

Cette galerie met en communication tous les pavillons et le service des bains avec le bâtiment des services généraux, placé au centre de l'asile.

Les premier et deuxième quartiers sont réservés aux malades tranquilles, les troisièmes aux agités, les quatrièmes aux semi-tranquilles et les cinquièmes, dirigés de l'est à l'ouest comme les infirmeries auxquelles ils font pendant à l'autre extrémité de chaque division, sont destinés aux gâteux et aux paralytiques.

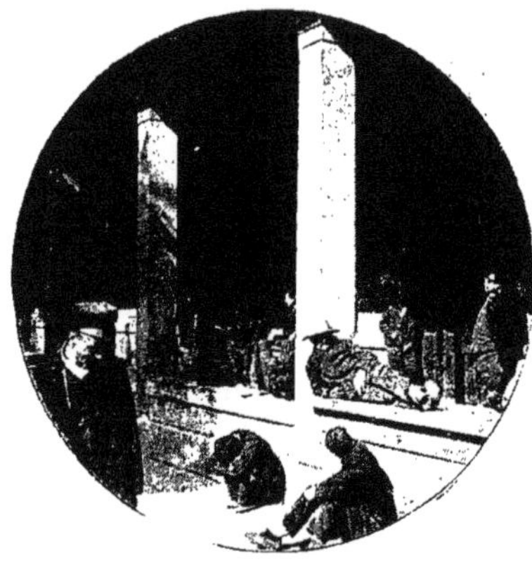
INTÉRIEUR D'UN QUARTIER.

A l'arrière et au centre de chaque division se trouve un bâtiment demi-circulaire contenant 18 cellules d'isolement dans la division des hommes et 12 dans la division des femmes.

A ce bâtiment est annexé le service de bains de chaque divison contenant 20 baignoires chez les hommes et 21 chez les femmes.

Le pavillon de l'infirmerie et celui des gâteux, qui mesurent hors-d'œuvre 36^{m},50 de longueur sur 8^{m},80 de largeur sont disposés pour recevoir 36 malades dans 3 dortoirs de 12 lits, l'un au rez-de-chaussée et les deux autres au premier étage. Ces pavillons contiennent en outre au rez-de-chaussée, une salle de réunion, qui sert en même temps de réfectoire aux malades non alités.

Les pavillons de paisibles, de demi-paisibles et d'agités mesurent chacun 41^{m},50 sur 8^{m},60 et sont disposés pour recevoir 52 aliénés dans 3 dortoirs de 16 lits (1 au rez-de-chaussée, 2 au premier étage) et 2 chambres à deux lits.

A l'extrémité de chaque dortoir se trouvent une chambre d'infirmier ou d'infirmière et un lavabo de 8 cuvettes. Dans les infirmeries et les quartiers de gâteux, le lavabo est remplacé par une office munie d'un poste d'eau et d'un fourneau à gaz destiné au chauffage de l'eau, des aliments et des tisanes. Des cabinets d'aisance existent à l'extrémité de chaque dortoir.

Le rez-de-chaussée de chaque pavillon est divisé en deux parties égales par un vestibule central où aboutit l'escalier de l'étage supérieur. A droite de ce vestibule, se trouve le dortoir et à gauche, la salle de réunion et le réfectoire. La façade intérieure du bâtiment est précédée d'une galerie couverte et d'un préau spacieux planté d'arbres, de pelouses, d'arbustes et de fleurs. Chaque pavillon est chauffé, comme tous les bâtiments du reste par un calorifère spécial placé dans la cave, et est alimenté en eau de source.

*
* *

Les services généraux de l'Asile ont pour objet l'alimentation, l'entretien et l'hygiène des malades et du personnel, la conservation, l'entretien et la distribution du mobilier, la culture des propriétés et l'entretien des bâtiments. La garde des portes et le contrôle des entrées et sorties sont dévolues à deux concierges. La réception et l'emmagasinage du mobilier et des matières premières s'effectue sous la surveillance immédiate de l'Économe et le contrôle du Directeur par l'intermédiaire d'un garde-magasin général assisté de deux aides.

Des chefs d'ateliers et des sous-employés des deux sexes, secondés par des serviteurs et des filles de service commissionnés, par des ouvriers hors cadres et par des malades, sont chargés, en outre, d'emmagasiner et de transformer les matières premières récoltées par l'établissement ou acquises en dehors pour l'alimentation, l'habillement et l'ameublement du personnel et des malades, pour l'entretien du mobilier et du bâtiment. Il convient de remarquer que les travaux exécutés par les agents et par les malades qui les aident, sont uniquement des travaux d'entretien, soit de la vêture, soit du mobilier et des bâtiments.

Le régime alimentaire de l'asile est indiqué dans le tableau ci-contre.

Outre les malades, les élèves internes et la plupart des agents du personnel secondaire sont nourris par l'établissement.

MALADES	INFIRMIERS ET INFIRMIÈRES	SOUS-EMPLOYÉS	INTERNES
1er Repas. *Hommes :* Soupe : 0l,45 *Femmes :* Soupe : 0l,25	**1er Repas.** *Deux sexes :* Lait : 0l,25 1 ration de café avec sucre.	**1er Repas.** *Deux sexes :* Lait : 0l,25 1 ration de café avec sucre.	**1er Repas.** Café au lait { Lait : 0l,25 / Café : 15gr
2e Repas. *Hommes :* Viande rôtie . . 180 gr. Légumes. . . . 300 — *Femmes :* Viande rôtie . . 150 gr. Légumes. . . . 250 —	**2e Repas.** *Hommes :* Viande rôtie. . . 180 gr. Légumes . . . . 300 — Dessert. *Femmes :* Viande rôtie. . . 150 gr. Légumes . . . . 250 — Dessert.	**2e Repas.** *Deux sexes :* Viande rôtie, . . 180 gr. Viande en ragoût 180 — Légumes . . . . 300 gr. Dessert.	**2e Repas.** Viande rôtie. . . 180 gr. Viande variée (comestibles, etc.) 180 — Légumes . . . . 300 — Deux desserts.
3e Repas. *Hommes :* Soupe grasse. . 0l,36 Viande bouillie. 180 gr. Dessert. *Femmes :* Soupe grasse. . 0l,36 Viande bouillie. 150 gr. Dessert.	**3e Repas.** *Hommes :* Soupe grasse . . 0l,36 Viande bouillie . 180 gr. Légumes . . . . 300 — Dessert. *Femmes :* Soupe grasse . . 0l,36 Viande bouillie . 150 gr. Légumes . . . . 250 — Dessert.	**3e Repas.** *Deux sexes :* Soupe grasse. . . 0l,36 Viande bouillie . 180 gr. Légumes . . . . 300 — Dessert.	**3e Repas,** Soupe grasse . . 0l,36 Bœuf bouilli . . 180 gr. Viande rôtie ou volaille. . . . 180 — Légumes . . . . 300 — Deux desserts.
Pain. *Hommes :* 700 gr. par jour. *Femmes :* 600 — —	**Pain.** *Hommes :* 700 gr. par jour. *Femmes :* 600 — —	**Pain.** *Hommes :* 700 gr. par jour. *Femmes :* 600 — —	**Pain.** 700 grammes par jour.
Vin. *Hommes :* 0l,20 par jour. *Femmes :* 0l,16 —	**Vin.** *Hommes :* 0l,50 par jour. *Femmes :* 0l,32 —	**Vin.** *Hommes :* 0l,50 par jour. *Femmes :* 0l,32 —	**Vin.** 1 litre par jour.

Presque toutes les denrées sont achetées par voie d'adjudication annuelle. Toutefois, le vin et certains articles d'épicerie sont fournis par le magasin central de l'Assistance publique de Paris.

L'Assistance publique fournit également le pain et le charbon.

Les étoffes nécessaires à l'habillement et à la lingerie sont achetées soit par voie d'adjudication, soit par voie de marchés de gré à gré ; il en est de même pour la confection des vêtements, pour la chaussure et pour les matières premières utilisées par les ateliers de l'Asile. Ces dernières sont, pour la plus grande partie, l'objet d'une adjudication pour une période de trois ans.

Le prix payé à l'Asile par le département de la Seine pour chaque journée de malade est fixé à 2 fr. 80 c. pour 1900. Ce remboursement constitue la principale recette de l'établissement.

Le budget de l'Asile clinique pour 1900 a été arrêté par le Conseil général en recettes à. . . . . Fr. 1.391.040 »
en dépenses. 1.385.730 »

Ce qui laisse un excédent de recettes de. Fr. 5.310 »

Les tableaux ci-dessous indiquent le détail des recettes et des dépenses.

Recettes.

Recettes en argent.

	Fr.	c.
Intérêts des fonds placés au Trésor.	5.500	»
Aliénés au compte du département de la Seine	1.093.540	»
Produit de la vente des os et objets hors de service	9.000	»
Montant de la vente des produits excédant les besoins de l'asile. . . .	500	»
Recettes accidentelles.	2.000	»
Remboursement de frais de translation d'aliénés	10.000	»
Remboursement d'avances aux aliénés sortants sur leur dépôt-patrimoine	1.000	»
Fondation d'André.	500	»
Subvention de la ville de Paris pour les bains externes	25.000	»
Subvention de la Ville de Paris pour le service dentaire de consultation externe.	1.000	»
Fonctionnement de la fondation Vallée.	150.000	»

Revenus en nature.

Produits récoltés et consommés par l'établissement	18.000	»
Produit du travail des aliénés.	75.000	»
TOTAL.	1.391.040	»

Dépenses

Personnel.

	Fr.	c.
Traitement du directeur	7.000	»
Traitement des médecins, du chirurgien et du pharmacien, chefs de service	38.000	»
Traitement de l'économe, des employés et sous-employés de l'Administration	23.600	»
Traitement du chirurgien adjoint et des internes en médecine et en pharmacie	9.700	»
Traitement des surveillants, sous-surveillants et infirmiers	50.585	»
Traitement des surveillantes, sous-surveillantes et infirmières	49.825	»
Traitement des chefs d'atelier et assimilés, sous employés et préposés des services généraux	26.125	»
Traitement des sous-surveillantes et préposées des services généraux	10.710	»
Traitement du personnel hors cadre	32.847	»
Indemnités diverses	75.238	»
Nourriture.		
Pain	75.000	»
Viande de boucherie	141.000	»
Vin, cidre, bière	34.000	»
Comestibles	220.000	»
Pharmacie.		
Dépenses de pharmacie	32.000	»
Habillement, blanchissage.		
Lingerie et vêtures	60.000	»
Blanchissage	5.000	»
Chauffage, éclairage.		
Chauffage	54.000	»
Éclairage	38.000	»
Mobilier.		
Dépenses du coucher	8.500	»
Entretien et renouvellement des meubles et ustensiles	24.000	»
Entretien des propriétés et bâtiments.		
Entretien des propriétés et frais de culture	5.000	»
Entretien des bâtiments et murs	30.000	»
Dépenses diverses.		
Contributions	2.600	»
Assurances	1.300	»
Abonnement aux eaux	20.000	»
Frais d'administration, de bureau, d'impressions et d'écoles	9.000	»
A reporter	1.083.030	»

	Fr.	c.
Report	1.083.030	»
Frais de transport (cavalerie, voitures, harnais, assurances contre les accidents, etc.	5.500	»
Fourrage et litière.	5.500	»
Frais de sépulture.	500	»
Tabac	1.400	»
Gratifications aux travailleurs.	25.000	»
Distractions aux malades.	2.500	»
Bibliothèque médicale et matériel scientifique	3.100	»
Frais de transfèrement d'aliénés	10.000	»
Avances aux aliénés sortants sur leur dépôt-patrimoine	1.000	»
Fondation d'André et subvention du département pour secours aux aliénés sortants et nécessiteux.	2.000	»
Restitution de trop-perçu.	100	»
Dépenses imprévues	600	»
Écoles d'infirmiers et d'infirmières	3.000	»
Fonctionnement de la fondation Vallée.	150.000	»
Revenus en nature (partie servant à la consommation de l'établissement.	18.000	»
Évaluation du travail des aliénés	75.000	»
Totaux	1.385.730	»

PAVILLON DE CHIRURGIE

En vue d'assurer aux malades placés dans les cinq asiles d'aliénés de la Seine les soins chirurgicaux nécessaires, le Conseil général a voté la construction sur un terrain pris sur le potager de l'Asile clinique d'un pavillon de chirurgie comportant les derniers perfectionnements et où seront transportés les malades qui ne pourraient être opérés sans danger dans les infirmeries de leur division. Ce pavillon est en voie d'achèvement.

Le service de chirurgie est confié à M. le docteur Picqué, chirurgien en chef et à M. le docteur Mauclair, chirurgien-adjoint. MM. Picqué et Mauclair sont chirurgiens des hôpitaux de Paris.

SERVICE DENTAIRE

Les soins de la bouche et des dents sont donnés aux malades et au personnel secondaire de l'asile par M. Poinsot, chirurgien-dentiste qui soigne également les indigents qui se présentent aux consultations externes.

CONSULTATIONS EXTERNES

M. Dagonet, *médecin en chef.*

Un pavillon, situé à l'entrée de l'Asile, en face la loge du concierge, est affecté au service des consultations externes. M. le docteur Dagonet, médecin en chef, est chargé de ce service. Les personnes étrangères à l'asile et indigentes sont admises à ces consultations et reçoivent en outre gratuitement les médicaments prescrits par le médecin.

Les consultations ont lieu trois fois par semaine, les mardi, jeudi et samedi, de 9 heures et demie à midi. En 1898, leur nombre s'est élevé à 2.269.

BAINS EXTERNES

Le pavillon des bains externes, contenant 21 baignoires, est situé à l'angle des rues Cabanis et Broussais. La Ville de Paris verse au budget de l'Asile une subvention annuelle de 25.000 francs pour assurer le service de ces bains qui sont donnés gratuitement aux personnes du dehors indigentes ou peu aisées.

GARDE-MEUBLE

Un pavillon situé en bordure de la rue Broussais contient deux grandes salles à usage de garde-meuble et une salle de ventes publiques. Les mobiliers des aliénés sans famille y sont conservés en attendant leur sortie. En cas de maladie de longue durée, les mobiliers sont vendus par ministère d'un Commissaire-priseur.

Un garde-magasin, appointé par le département est chargé de la conservation de ces mobiliers et en surveille l'enlèvement à domicile.

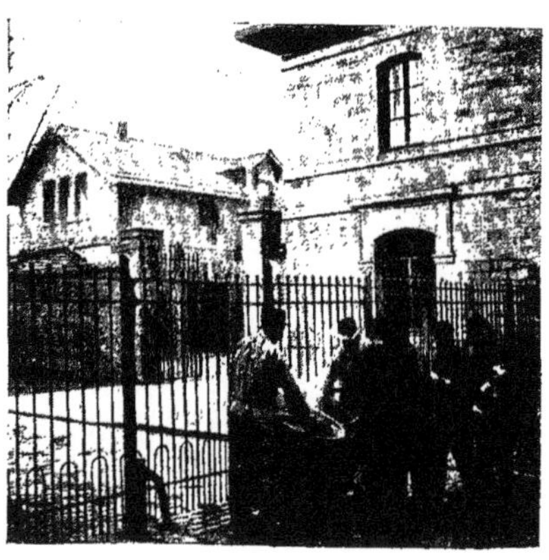

PAVILLON DE CONSULTATIONS EXTERNES.

ASILE DE VILLE-ÉVRARD

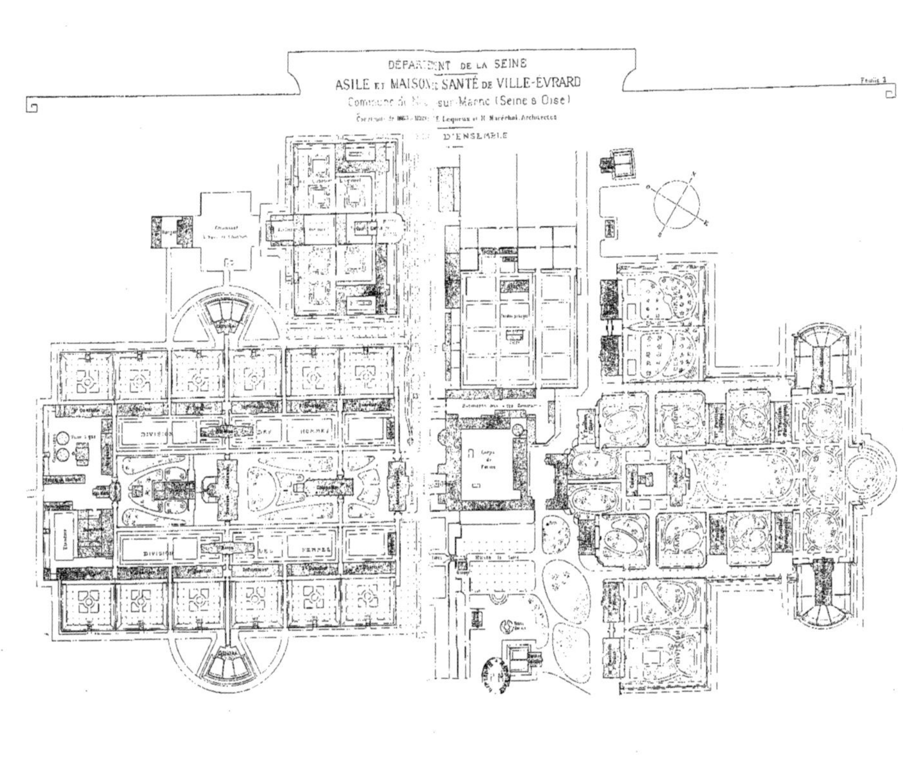
DE LA SEINE
ASILE ET MAISON DE SANTÉ DE VILLE-EVRARD
(Seine & Oise)
D'ENSEMBLE

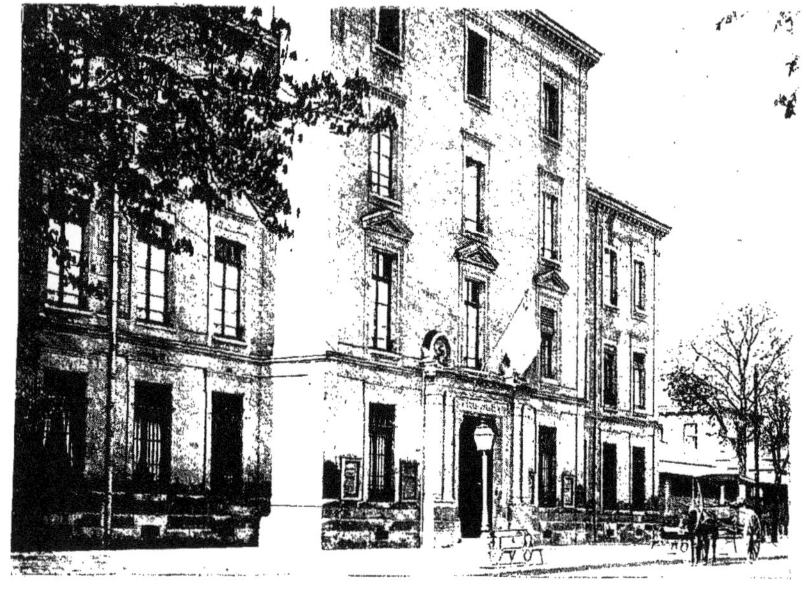

BATIMENT DE L'ADMINISTRATION

ASILE DE VILLE-ÉVRARD

A Neuilly-sur-Marne (Seine-et-Oise)

Le domaine de Ville-Évrard est situé à Neuilly-sur-Marne, à 15 kilomètres est de Paris. La délibération du Conseil général du 20 décembre 1862 en a autorisé l'acquisition et décidé la construction de l'Asile en même temps que la création de l'Asile clinique et de l'Asile de Vaucluse.

Le domaine de Ville-Évrard est actuellement d'une contenance de 308 hectares, mais l'Asile de Ville-Évrard et la Maison spéciale de santé qui y est annexée n'occupent qu'une superficie de 12 hectares et demi.

1er QUARTIER-HOMMES

Combles

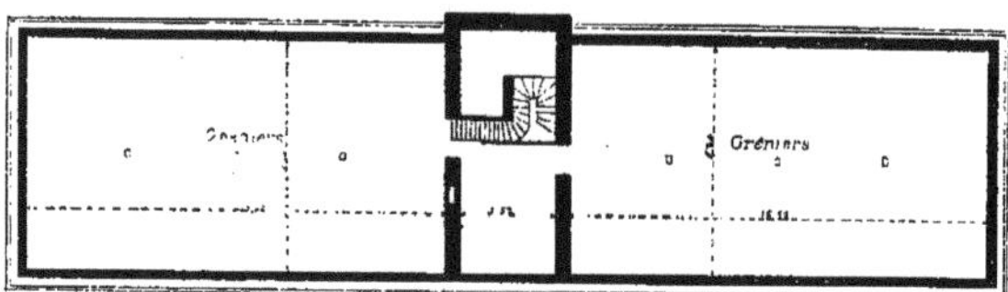

1er Etage

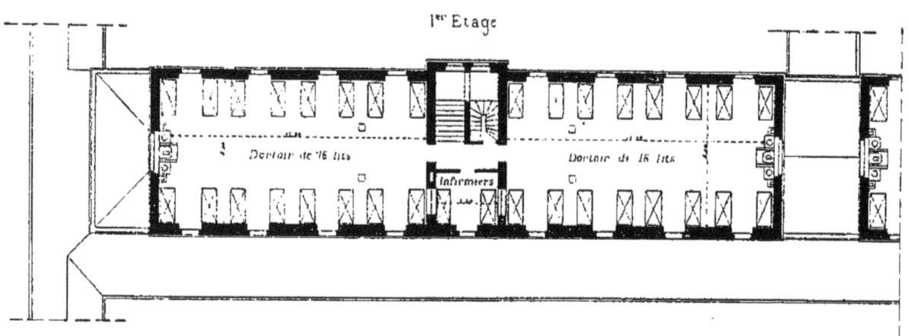

Rez-de-Chaussee.

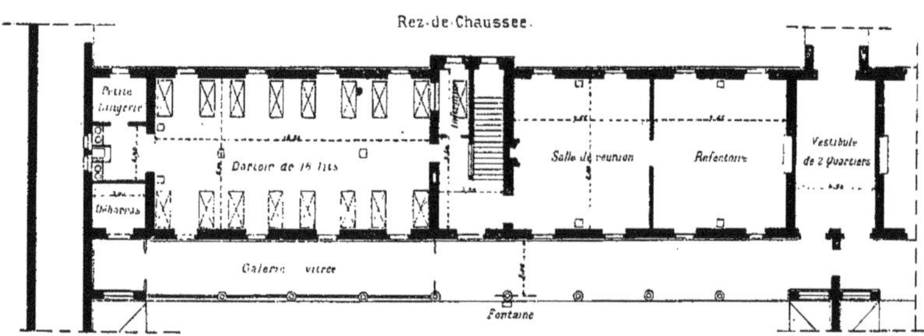

Fondations et Cave

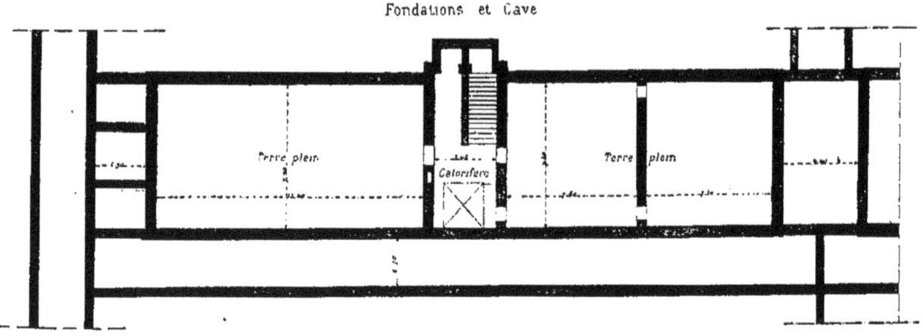

ASILE DE VILLE-ÉVRARD

Le prix d'acquisition du domaine entier revient à 1.354.400 francs

Le plan de l'Asile est dû à M. Lequeux (Paul-Eugène), architecte. Les travaux ont duré de 1865 à 1869; l'Asile a été ouvert le 29 janvier 1868.

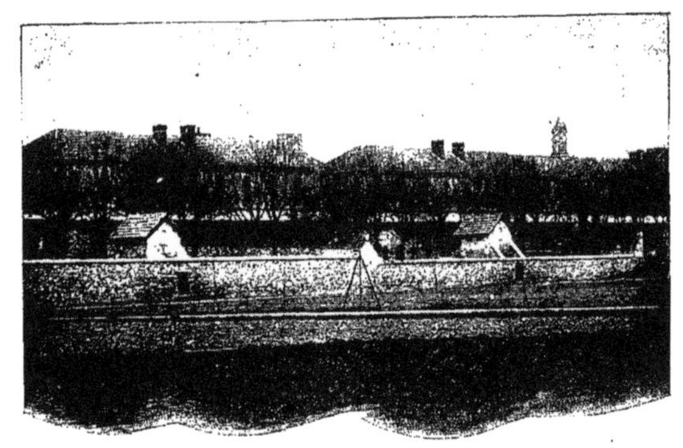

VUE EXTÉRIEURE DES QUARTIERS

Deux quartiers de travailleurs (quartiers Pinel et Esquirol) construits sur les plans de M. Henri Maréchal, architecte, ont été édifiés en 1879. Ils sont actuellement affectés au service des alcooliques hommes.

Le prix de revient des constructions s'élève à 6.014.305 francs se décomposant comme suit :

Asile.	3.194.930
Quartiers de travailleurs.	757.370
Maison spéciale de santé.	2.062.005

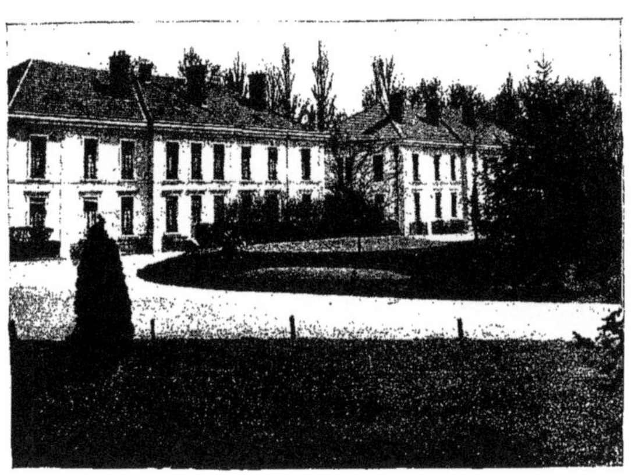

PAVILLON DE LA MAISON SPÉCIALE DE SANTE

La Maison spéciale de santé située près de l'Asile, au milieu d'un très beau parc, est destinée à recevoir des pensionnaires des deux sexes, répartis en trois classes correspondant aux prix de pension suivants :

Première classe. .	3.000 francs par an, soit par mois. .		250 fr. »
Deuxième classe. .	2.200 —	—	183 fr. 33
Troisième classe. .	1.400 —	—	116 fr. 66

Au 1er janvier 1900, le nombre des pensionnaires était de 220, soit 90 hommes et 130 femmes; la première classe comprenait 47 pensionnaires, la deuxième 72 et la troisième 101.

Les pensionnaires de première classe ont droit à une chambre particulière. Les pensionnaires de deuxième classe occupent des chambres de 2 et 3 lits et les pensionnaires de troisième classe sont logés dans des dortoirs.

Tout en étant placée dans le voisinage de l'Asile public, la Maison spéciale de santé en est entièrement séparée et a tous ses services, cuisine, lingerie, personnel, etc., absolument distincts, et il n'existe aucun contact entre les malades des deux établissements. Un médecin en chef et deux internes en médecine sont exclusivement attachés à la Maison spéciale de santé.

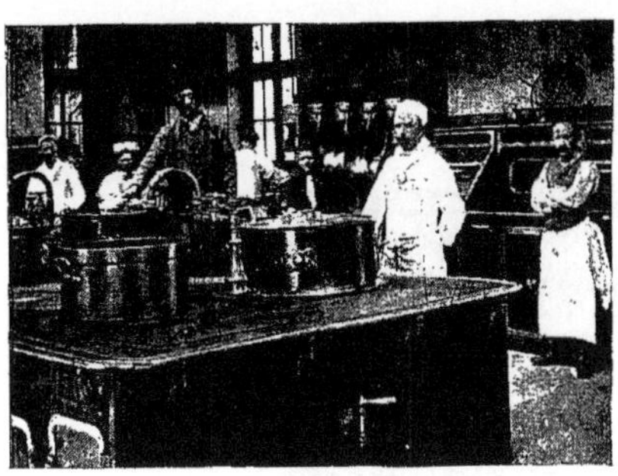

CUISINE DE LA MAISON SPÉCIALE DE SANTÉ

On se rend à Ville-Evrard par le chemin de fer de Vincennes (place de la Bastille à Paris). On descend à la station de Nogent-sur-Marne d'où un tramway à traction électrique conduit jusqu'à la porte même de l'Asile; la durée du trajet est de une heure environ. On peut aussi se rendre à Ville-Evrard par la gare de l'Est à Paris, en descendant soit à la station de Nogent-le-Perreux, en correspondance avec le tramway électrique qui dessert directement l'asile, soit aux stations de Chelles-Gournay, et de Nogent-Bry, toutes deux distantes de trois kilomètres environ de l'Asile.

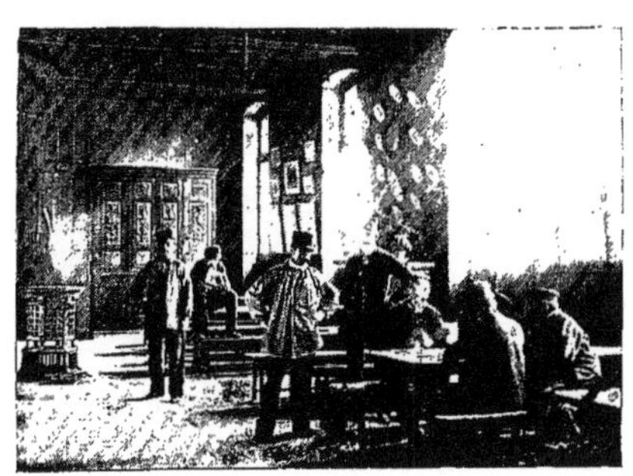

INTÉRIEUR DU QUARTIER D'ALCOOLIQUES

L'Asile proprement dit contient une division pour les hommes, une division pour les femmes et un service spécial pour les hommes alcooliques qui sont isolés dans les quartiers Pinel et Esquirol.

Au 1er janvier 1900, les malades en traitement, étaient au nombre de 1.167, savoir : hommes, 673; femmes, 494.

Le personnel attaché à l'établissement se compose comme suit :

PERSONNEL ADMINISTRATIF

1 directeur. — M. BALET.
1 économe. — M. BOURGEOIS.
1 commis-principal.
1 commis.

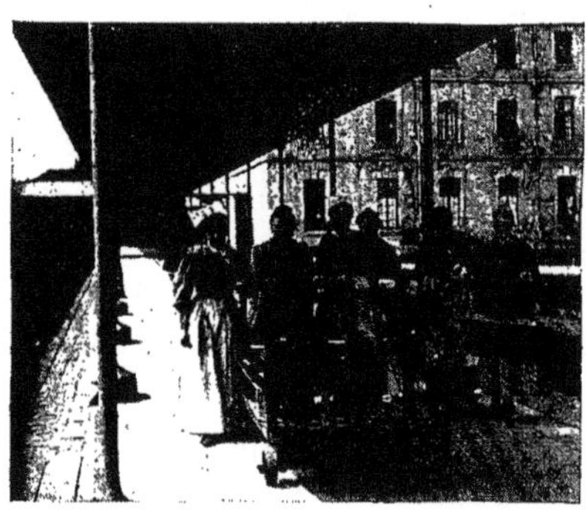

GALERIES DE L'ASILE. — DISTRIBUTION DES ALIMENTS

PERSONNEL MÉDICAL

1 médecin en chef de la division des hommes. — M. le Dr MARANDON DE MONTYEL.
1 médecin en chef de la division des femmes. — M. le Dr FEBVRÉ.
1 médecin en chef du service des alcooliques. — M. le Dr LEGRAIN.
1 médecin en chef de la Maison spéciale de santé. — M. le Dr SÉRIEUX.
1 pharmacien en chef. — M. MOUREU.
1 chirurgien en chef. — M. le Dr PICQUÉ.
1 chirurgien adjoint. — M. le Dr MAUCLAIRE.
5 internes en médecine.
2 internes en pharmacie.

PERSONNEL SECONDAIRE

PERSONNEL ATTACHÉ AUX SERVICES ADMINISTRATIFS

4 sous-employés assimilés à surveillant;
2 sous-employés assimilés à sous-surveillant;
1 préposé aux écritures.

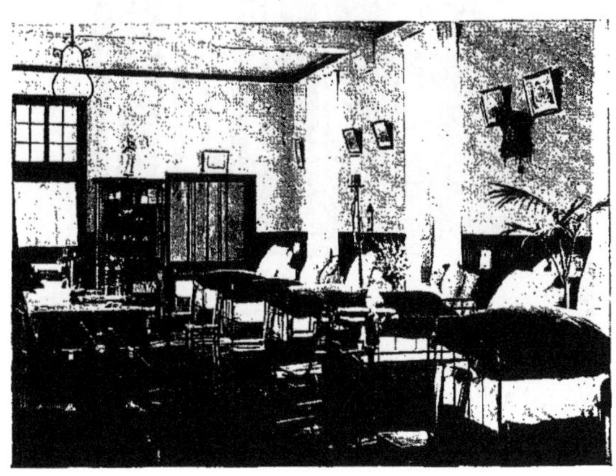

INFIRMERIE DES FEMMES DE L'ASILE

PERSONNEL ATTACHÉ AUX SERVICES MÉDICAUX

I° Asile.

HOMMES	FEMMES	ALCOOLIQUES
1 surveillant;	1 surveillante;	1 surveillant;
7 sous-surveillants;	7 sous-surveillantes;	3 sous-surveillants;
33 infirmiers.	36 infirmières.	25 infirmiers.

II° Maison spéciale de santé.

HOMMES	FEMMES
1 surveillant;	1 surveillante;
6 sous-surveillants;	6 sous-surveillantes;
26 infirmiers.	28 infirmières.

PERSONNEL ATTACHÉ AUX SERVICES GÉNÉRAUX

35 hommes.	21 femmes.

Personnel hors cadres : 31 agents.

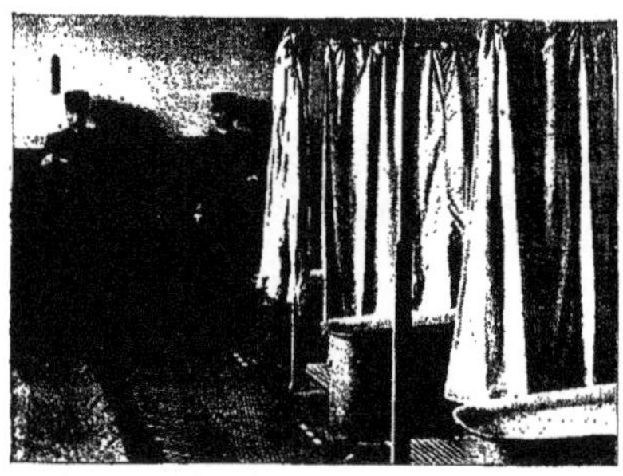

BAINS DE LA MAISON SPÉCIALE DE SANTÉ

Le prix payé à l'asile de Ville-Évrard par le département de la Seine pour chaque journée de malade est fixé à 2 fr. 10 c. pour 1900.

Le budget de l'établissement pour 1900 a été arrêté par le Conseil général :

En recettes, à . . . . Fr.	1.537.551	»
En dépenses, à.	1.533.208	40
Ce qui laisse un excédent de . . Fr.	4.342	60

Les tableaux ci-dessous indiquent le détail des recettes et des dépenses.

Recettes.

Recettes en argent.

	f.	c.
Intérêts des fonds placés au Trésor	5.000	»
Aliénés au compte du département de la Seine	871.511	»
Pensionnaires au compte des familles (1re classe)	111.000	»
Pensionnaires au compte des familles (2e classe)	139.400	»
Pensionnaires au compte des familles (3e classe)	113.400	»
A reporter. . . .	1.240.311	»

	Fr.	c.
Report.	1.240 311	»
Domestiques au compte des familles.	15.000	»
Produit de la vente des os et objets hors de service	4.000	»
Montant de la vente des produits excédant les besoins de l'asile. . . .	8.000	»
Recettes accidentelles	10.000	»
Remboursement par les familles de dépenses excédant le prix de pension ou autres	500	»
Remboursement des frais de translation d'aliénés.	10.000	»
Remboursement d'avances aux aliénés sortants ayant un dépôt-patrimoine	1.000	»
Fondation d'André.	500	»
Abonnement au raccommodage du trousseau.	11.000	»
Remboursement par le Département pour allocation de bourses à la maison de santé.	33.000	»

Revenus en nature.

Produits récoltés et consommés par l'établissement	75.240	»
Produit du travail des aliénés	129.000	»
TOTAL.	1.537.551	»

Dépenses.

Personnel.

Traitement du directeur	8.000	»
— des médecins, du chirurgien et du pharmacien chefs de service.	36.700	»
— de l'économe, des employés et sous-employés de l'Administration.	21.636	65
Traitement du chirurgien-adjoint et des internes en médecine et en pharmacie	9.000	»
— des surveillants, sous-surveillants et infirmiers (asile) . .	39.695	»
— des surveillantes, sous-surveillantes et infirmières (asile) .	26.080	»
— des surveillants, sous-surveillants et infirmiers (deux sexes) (Maison spéciale de Santé)	41.520	»
— des chefs d'atelier et assimilés, sous employés et préposés des services généraux	27.130	»
— des sous-surveillantes et préposées des services généraux .	13.480	»
— du personnel hors cadre	72.140	»
Indemnités diverses	32.891	75
A reporter. . . .	328.273	40

	Fr. c.
Report.	328.273 40
Nourriture.	
Pain	87.580 »
Viande de boucherie	183.115 »
Vin, cidre, bière	52.000 »
Comestibles	275.000 »
Pharmacie.	
Dépenses de pharmacie	33.000 »
Habillement, blanchissage.	
Lingerie et vêtures	78.000 »
Blanchissage	9.000 »
Chauffage, éclairage.	
Chauffage	49.000 »
Éclairage	43.000 »
Mobilier.	
Dépenses de coucher	6.500 »
Entretien et renouvellement des meubles et ustensiles	35.500 »
Entretien des propriétés et bâtiments.	
Entretien des propriétés et frais de culture	10.000 »
Entretien des bâtiments et murs	26.000 »
Dépenses diverses.	
Contributions	5.000 »
Assurances	2.400 »
Dépenses d'eau et entretien des appareils	4.000 »
Frais d'administration, de bureau, d'impressions et d'école	11.000 »
Frais de transport (cavalerie, voitures, harnais, assurances contre les accidents, etc.)	7.000 »
Fourrages et litières	5.500 »
Frais de sépulture	2.000 »
Tabac	1.600 »
Gratifications aux travailleurs	43.000 »
Distractions aux malades	4.000 »
Bibliothèque médicale et matériel scientifique	4.500 »
A reporter.	1.305.968 40

	Fr.	c.
Report	1.305.968	40
Frais de transfèrement d'aliénés.	10.000	»
Avances aux aliénés sortants sur leur dépôt-patrimoine	1.000	»
Fondation d'André et subvention du Département pour secours aux aliénés sortants et nécessiteux.	1.000	»
Restitution de trop perçu	500	»
Dépenses imprévues	500	»
Indemnité à la Compagnie des chemins de fer nogentais.	8.000	»
Écoles d'infirmiers et d'infirmières.	1.500	»
Avances pour le compte des familles	500	»
Revenus en nature.		
La partie réservée à la consommation de l'établissement	75.240	»
Évaluation du travail des aliénés.		
La partie réservée à la consommation de l'établissement	129.000	»
TOTAL.	1.533.208	40

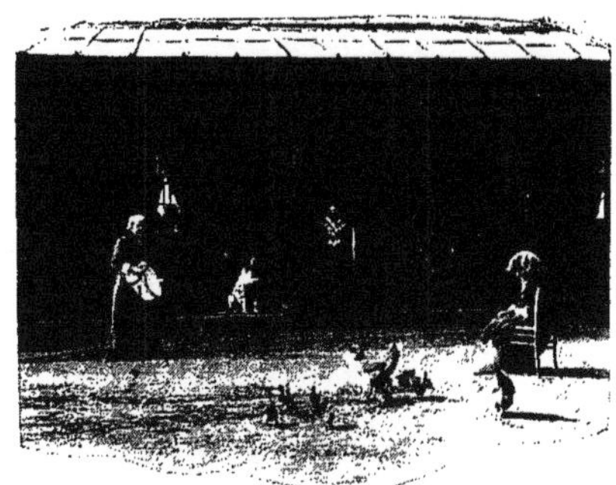

INTÉRIEUR D'UN QUARTIER DE L'ASILE

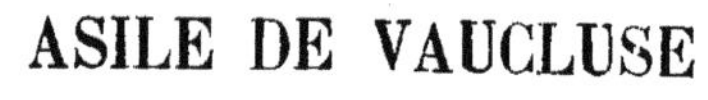

ASILE DE VAUCLUSE

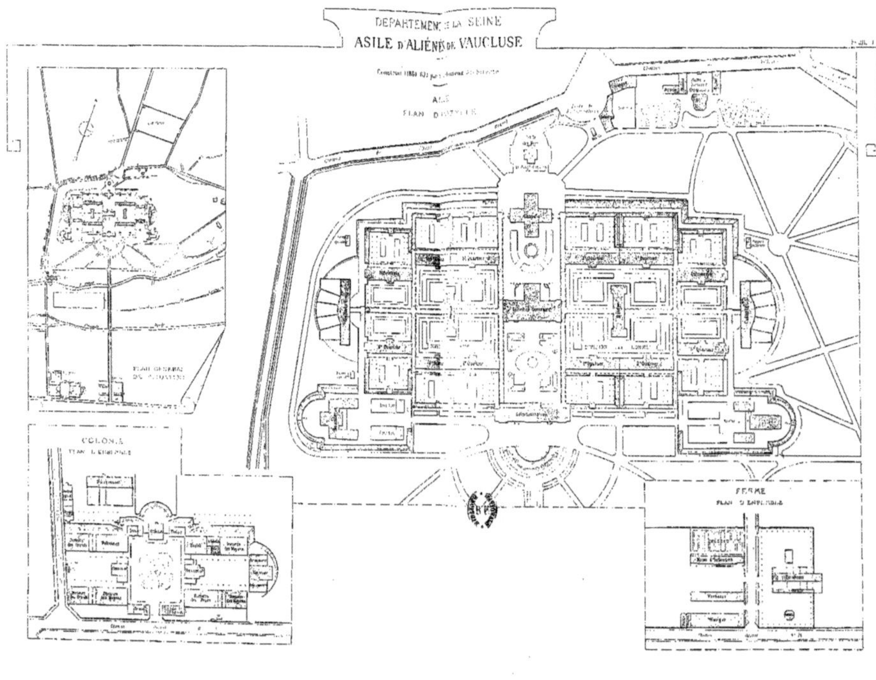
DÉPARTEMENT DE LA SEINE
ASILE D'ALIÉNÉS DE VAUCLUSE
ASILE
PLAN D'ENSEMBLE
COLONIE
PLAN D'ENSEMBLE
FERME
PLAN D'ENSEMBLE

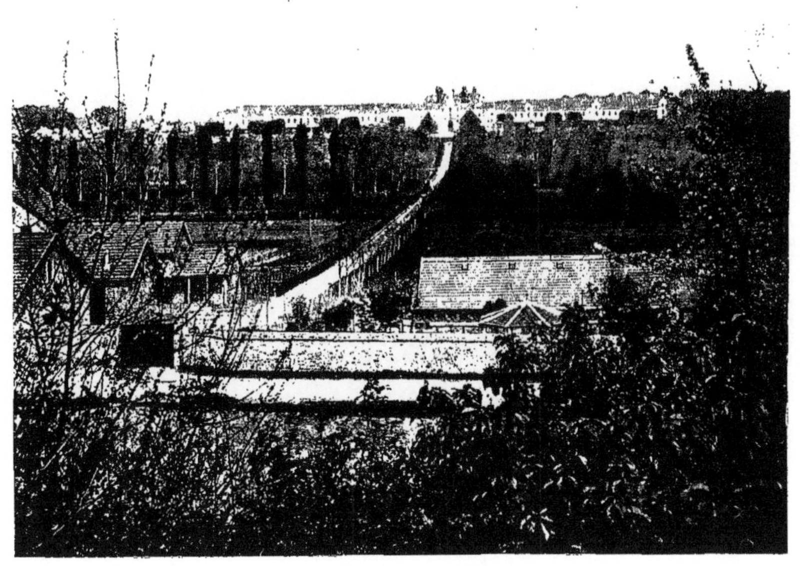

VUE GÉNÉRALE DE L'ASILE.

ASILE DE VAUCLUSE

A Épinay-sur-Orge (Seine-et-Oise).

Le domaine de Vaucluse est situé près d'Épinay-sur-Orge, à 24 kilomètres de Paris. Il a été acquis en 1863 en vertu de la délibération du Conseil général du 20 décembre 1862. La construction de l'Asile, commencée en 1865, a été terminée à la fin de 1868; l'ouverture a eu lieu le 26 janvier 1869.

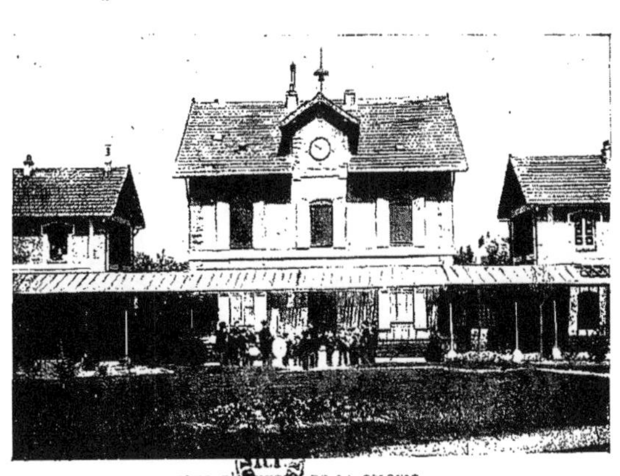

COUR D'HONNEUR DE LA COLONIE.

La contenance actuelle du domaine est de 125 hectares, 24 ares, 21 centiares, et le prix d'acquisition revient à 695.000 francs.

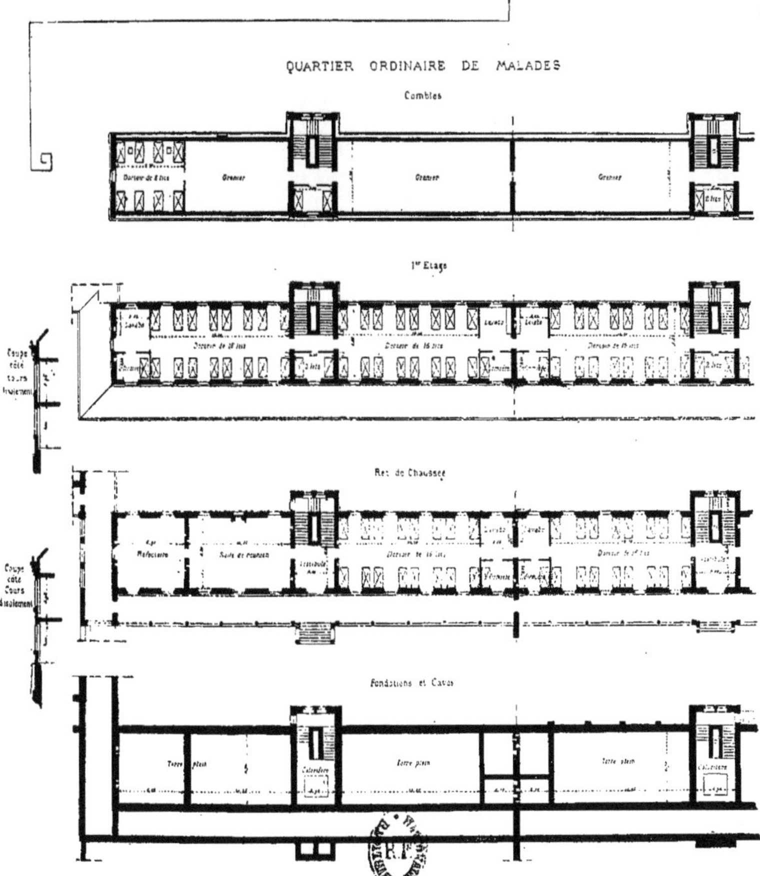

ASILE DE VAUCLUSE.

Les plans de l'Asile ont été dressés par M. Lebouteux, architecte. La dépense des constructions s'est élevée pour l'Asile à 4.384.381 fr. 52 c., pour la Colonie et la ferme à 912.889 francs, ce qui donne un total en chiffres ronds de 5.300.000 francs.

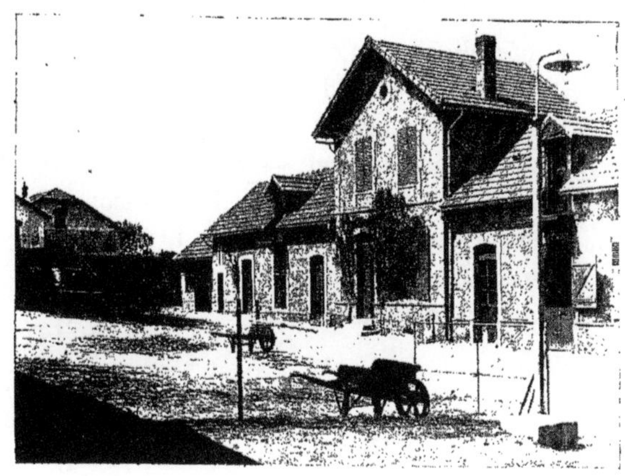

FERME.

On se rend à l'Asile de Vaucluse par le chemin de fer d'Orléans, au départ de Paris, en 50 minutes ; on descend à la station de Perray-Vaucluse, située près de la Colonie.

L'Asile proprement dit contient une division pour les hommes et une division pour les femmes ; à l'Asile est annexée une Colonie pour jeunes garçons idiots et arriérés ; près de la Colonie se trouve la ferme et ses dépendances, vacherie, porcherie, etc. ; une partie du domaine est cultivée par les aliénés et constitue une importante exploitation agricole ; d'autre part, l'horticulture est enseignée aux jeunes colons.

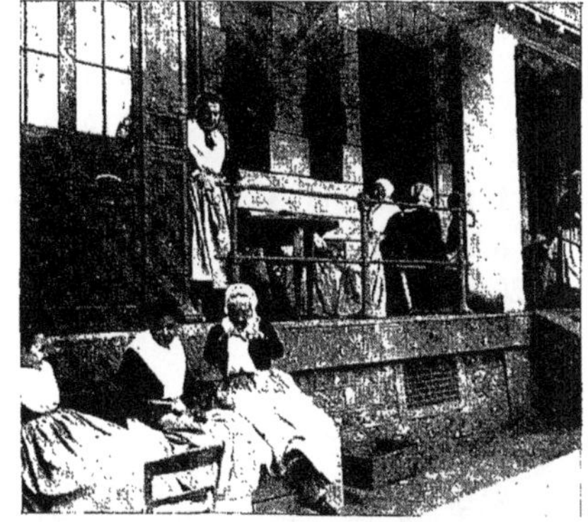

INTÉRIEUR D'UN QUARTIER.

A quelque distance, au nord, l'Asile possède un cimetière particulier.

Au 1er janvier 1900, les malades en traitement étaient au nombre de 1.157, savoir : hommes 423 ; femmes 494 et colons 240.

Le personnel attaché à l'établissement se compose comme suit :

PERSONNEL ADMINISTRATIF

1 directeur. — M. Baudard ;
1 économe. — M. Poylo ;
1 commis principal ;
1 commis.

PERSONNEL MÉDICAL

1 médecin en chef de la division des hommes. — M. le Dr VIGOUROUX;
1 médecin en chef de la division des femmes. — M. le Dr BOUDRIÉ ;
1 médecin en chef de la colonie d'enfants. — M. le Dr BLIN ;
1 pharmacien en chef. — M. THABUIS;
1 chirurgien en chef. — M. le Dr PICQUÉ ;
1 chirurgien adjoint. — M. le Dr MAUCLAIRE ;
3 internes en médecine;
2 internes en pharmacie.

PERSONNEL SECONDAIRE

PERSONNEL ATTACHÉ AUX SERVICES ADMINISTRATIFS

2 sous-employés assimilés à surveillant;
1 sous-employé assimilé à sous-surveillant;
1 préposé aux écritures.

PERSONNEL ATTACHÉ AUX SERVICES MÉDICAUX

HOMMES	FEMMES
1 surveillant.	1 surveillante.
8 sous-surveillants.	8 sous-surveillantes.
26 infirmiers.	30 infirmières.

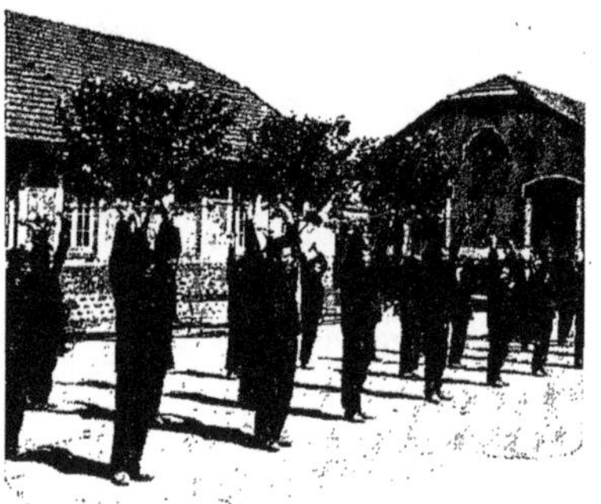

COLONIE. — EXERCICES DE GYMNASTIQUE.

Colonie.

1 surveillant;
2 sous-surveillants;
13 infirmiers;
1 sous-surveillante ;

PERSONNEL ATTACHÉ AUX SERVICES GÉNÉRAUX

39 hommes — 19 femmes.

Personnel hors cadres : 20 agents.

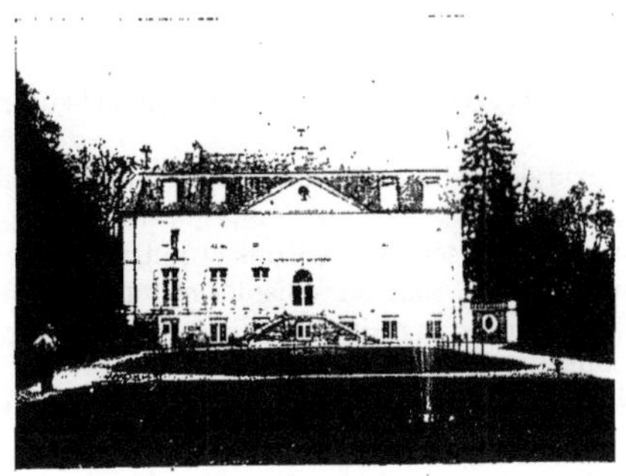

CHATEAU DE VAUCLUSE.

Le prix payé à l'asile de Vaucluse par le département de la Seine pour chaque journée de malade est fixé à 2 fr. 10 c. pour 1900.

Le budget de l'établissement pour 1900 a été arrêté par le Conseil général :

En recettes à.	Fr.	989.683 50
En dépenses à		985.538 »
Ce qui laisse un excédent de	Fr.	4.145 50

Les deux tableaux ci-dessous indiquent le détail des recettes et des dépenses :

Recettes.

Recettes en argent.

	Fr.	c.
Intérêts des fonds placés au Trésor.	5.500	»
Aliénés au compte du Département de la Seine.	827.820	»
Produit de la vente des os et objets hors de service	7.500	»
Montant de la vente des produits excédant les besoins de l'asile.	3.105	50
Recettes accidentelles.	2.600	»
Remboursement par les familles de frais de sépulture.	1.000	»
Remboursement par le Département des frais de translation d'aliénés. .	7.000	»
Remboursement d'avances aux aliénés sortants ayant un dépôt-patrimoine	1.000	»
Fondation d'André.	500	»
Revenus en nature.		
Produits récoltés et consommés par l'établissement	84.158	»
Produit du travail des aliénés.	49.500	»
Totaux.	989.683	50

Dépenses.

Personnel.

Traitement du Directeur	8.000	»
Traitement des médecins, du chirurgien et du pharmacien, chefs de service	30.200	»
Traitement de l'économe, des employés et sous-employés de l'Administration	23.925	»
Traitement du chirurgien-adjoint et des internes en médecine et en pharmacie	6.900	»
Traitement des surveillants, sous-surveillants et infirmiers	32.430	»
Traitement des surveillantes, sous-surveillantes et infirmières	25.750	»
Traitement des chefs d'atelier et assimilés, sous-employés et préposés des services généraux	32.480	»
Traitement des sous-surveillantes et préposées des services généraux	12.425	»
Traitement du personnel hors cadre	39.475	»
Indemnités diverses	42.345	»

Nourriture.

Pain	83.600	»
Viande de boucherie	105.200	»
Vin, cidre, bière	39.200	»
Comestibles	105.200	»

Pharmacie.

Dépenses de pharmacie	13.000	»

Habillement, blanchissage.

Lingerie et vêtures	55.000	»
Blanchissage	4.000	»

Chauffage, éclairage.

Chauffage	35.500	»
Éclairage	25.500	»

Mobilier.

Dépenses du coucher	9.500	»
Entretien et renouvellement des meubles et ustensiles	20.000	»

Entretien des propriétés et bâtiments.

Entretien des propriétés et frais de culture	20.500	»
Entretien des bâtiments et murs	15.000	»
A reporter	785.130	»

Dépenses diverses.

	Fr.	c.
Report.	785.130	»
Contributions	2.200	»
Assurances	3.500	»
Fourniture d'eau et entretien des appareils.	4.000	»
Frais d'administration, de bureau, d'impressions et d'école.	7.500	»
Frais de transport (cavalerie, voitures, harnais, assurance contre les accidents, etc.)	7.000	»
Fourrage et litière.	6.000	»
Frais de sépulture	1.200	»
Tabac.	600	»
Gratifications aux travailleurs.	17.650	»
Distractions aux malades.	2.000	»
Bibliothèque médicale et matériel scientifique	4.200	»
Frais de transfèrement d'alinéés.	7.000	»
Avances aux aliénés sortants sur leur dépôt-patrimoine	1.000	»
Fondation d'André et subvention du Départements pour secours aux aliénés sortants et nécessiteux.	1.000	»
Restitution de trop-perçu.	100	»
Dépenses imprévues	600	»
Écoles d'infirmiers et d'infirmières	1.200	»
Produits récoltés et consommés par l'établissement	84.158	»
Produit du travail des aliénés.	49.500	»
TOTAL.	985.538	»

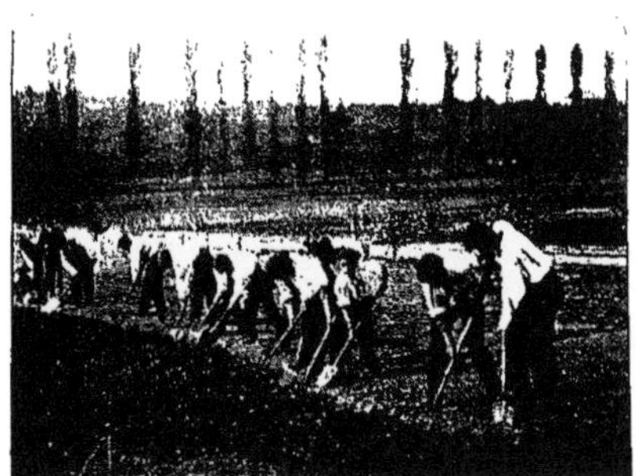

JEUNES COLONS AU TRAVAIL

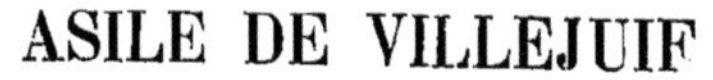

ASILE DE VILLEJUIF

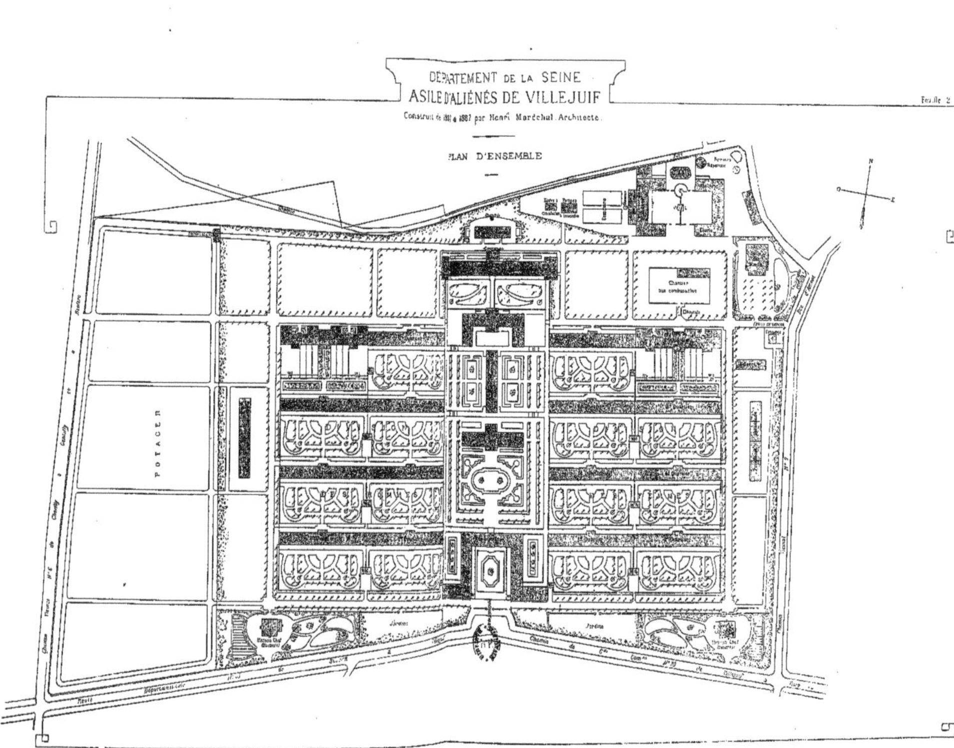

DÉPARTEMENT DE LA SEINE
ASILE D'ALIÉNÉS DE VILLEJUIF
Construit de 1881 à 1887 par Henri Maréchal, Architecte.
PLAN D'ENSEMBLE
Feuille 2
Chantier des combustibles
POTAGER
Jardins

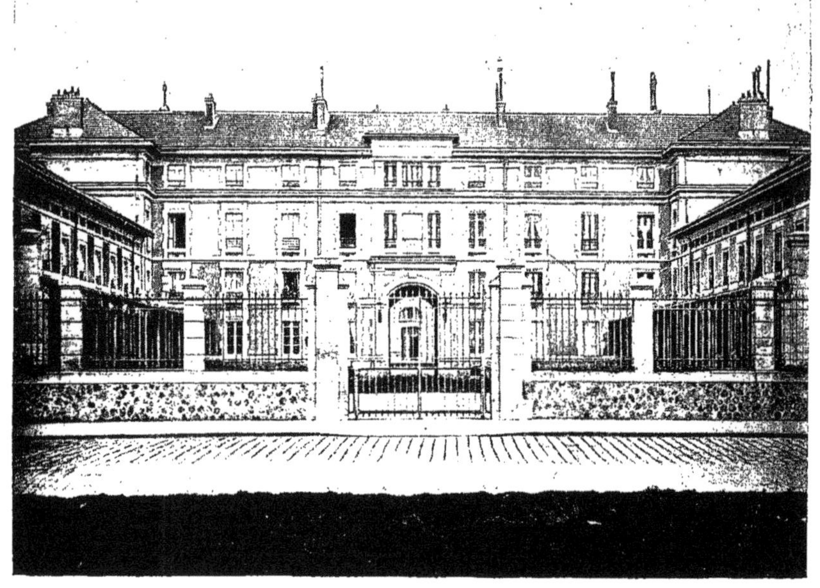

COUR D'HONNEUR DE L'ASILE. — BATIMENT DE L'ADMINISTRATION

ASILE DE VILLEJUIF

A Villejuif (Seine).

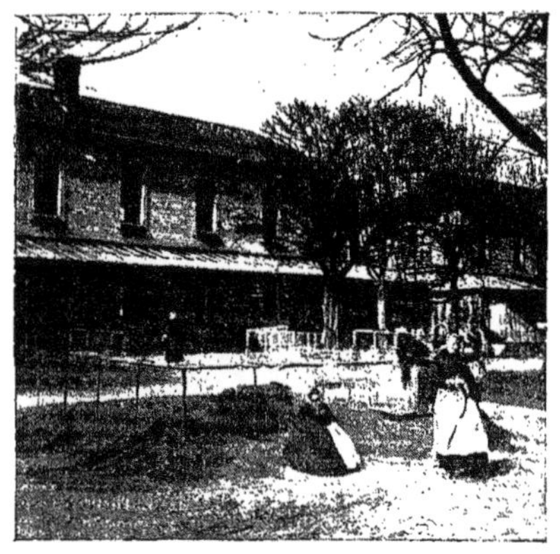

INTÉRIEUR D'UN QUARTIER

L'asile de Villejuif est situé dans la commune de ce nom qui dépend de l'arrondissement de Sceaux. Il a été construit sur un terrain de 18 hectares acquis en 1881 en conformité des délibérations du Conseil général des 6 décembre 1879 et 12 mai 1881. La dépense d'acquisition s'est élevée a 630.73 fr. 15 c. Un cimetière spécialement affecté à la population de l'asile et d'une contenance de 2 hectares 55 ares a été en outre acquis moyennant 96.418 fr. 09 c.

L'asile a été construit sous la direction de M. Maréchal, architecte. Commencé le 28 juin 1882, il ne fut complètement achevé qu'en 1889; mais dès le 1er avril 1884, les premiers quartiers terminés reçurent des malades (femmes) pour lesquelles 320 lits avaient été installés.

La dépense de construction et d'ameublement s'est élevée en chiffres ronds à 7.300.000 francs, dont 5.910.000 francs pour la construction et 1.390.000 francs pour l'installation mobilière.

On se rend à l'asile de Villejuif par le tramway qui part de la place du Châtelet à Paris et qui à son point terminus à Villejuif à peu de distance de l'asile; la durée du trajet est de 50 minutes environ.

L'asile contient deux divisions, l'une pour les hommes et l'autre pour les femmes; chaque division est partagée en deux sections.

Au 1er janvier 1900, les malades en traitement étaient au nombre de 1.540, savoir : hommes, 683; femmes, 857.

Le personnel attaché à l'établissement est le suivant :

PERSONNEL ADMINISTRATIF

1 directeur. — M. Tondu ;
1 économe;
1 commis principal;
1 commis;

PERSONNEL MÉDICAL

1 médecin en chef de la division des hommes, 1re section. — M. le Dr Pactet ;
1 médecin en chef de la division des hommes, 2e section. — M. le Dr Marie ;
1 médecin en chef de la division des femmes, 1re section. — M. le Dr Toulouse ;
1 médecin en chef de la division des femmes, 2e section. — M. le Dr Briand ;
1 pharmacien en chef. — M. Requier ;
1 chirurgien en chef. — M. le Dr Picqué ;
1 chirurgien adjont. — M. le Dr Mauclaire ;
4 internes en médecine ;
2 internes en pharmacie.

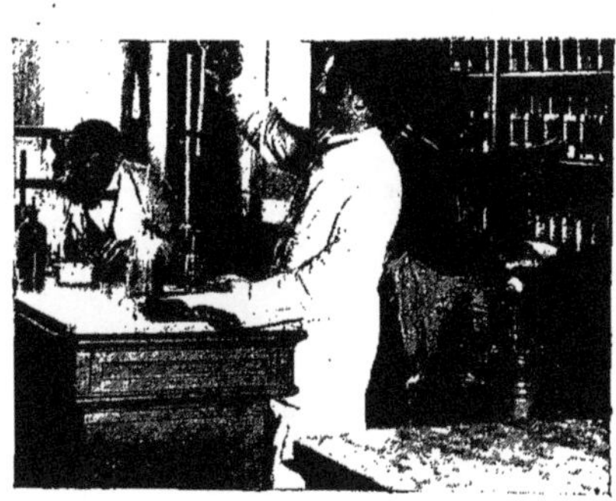

PHARMACIE

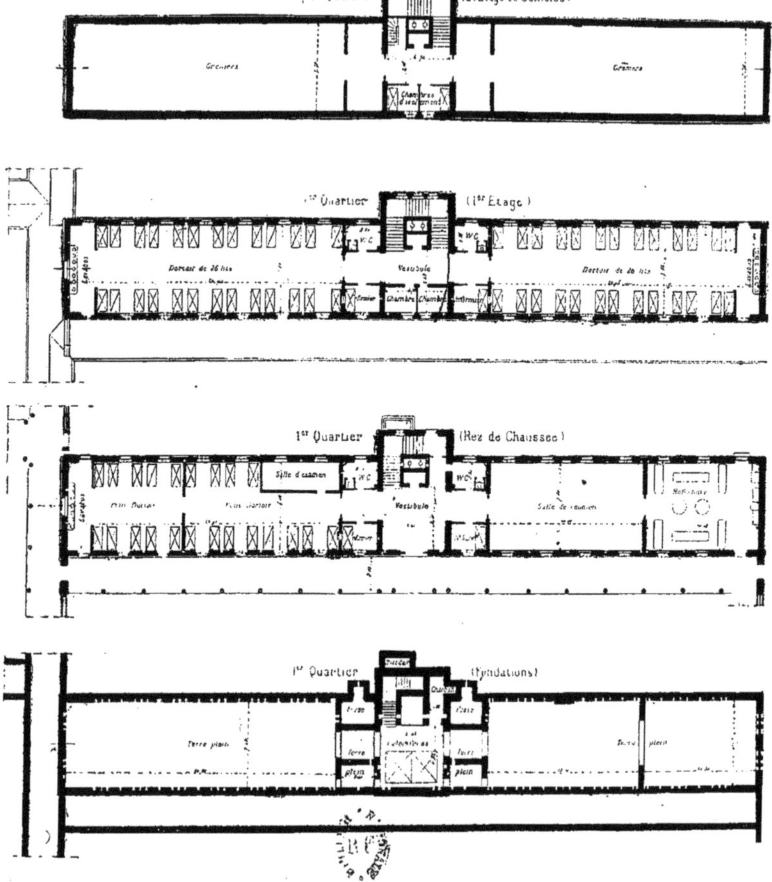

ASILE DE VILLEJUIF. — QUARTIER ORDINAIRE DE MALADES

PERSONNEL SECONDAIRE

PERSONNEL ATTACHÉ AUX SERVICES ADMINISTRATIFS

2 sous-employés assimilés à surveillant;
4 sous-employés assimilés à sous-surveillant.

PERSONNEL ATTACHÉ AUX SERVICES MÉDICAUX

HOMMES	FEMMES
2 surveillants;	2 surveillantes;
11 sous-surveillants;	11 sous-surveillantes;
55 infirmiers.	60 infirmières.

PERSONNEL ATTACHÉ AUX SERVICES GÉNÉRAUX

26 hommes — 16 femmes.
Personnel hors cadres : 17 agents.

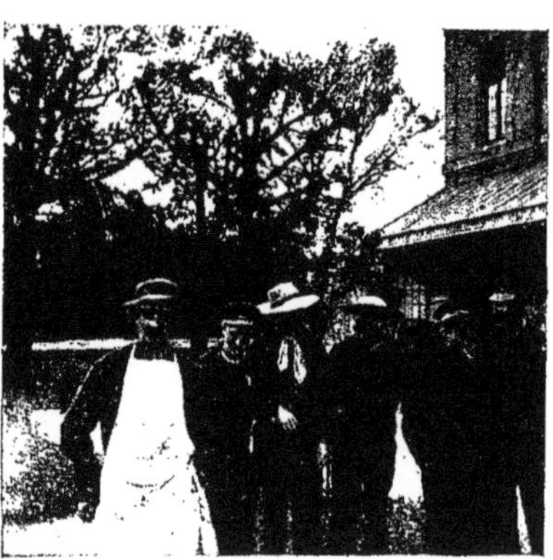

Le prix payé à l'asile de Villejuif par le département de la Seine pour chaque journée de malades est fixé en 1900 à 2 fr. 40 c.

Le budget de l'établissement pour 1900 a été arrêté par le Conseil général :

En recettes, à . . . . Fr.	1.324.440	»
En dépenses, à.	1.318.893	»
Ce qui laisse un excédent de. . . . . . . Fr.	5.547	»

Les tableaux ci-dessous indiquent le détail des recettes et des dépenses :

Recettes.

Recettes en argent.

	Fr.	c.
Intérêts des fonds placés au Trésor.	500	»
Aliénés au compte du département de la Seine.	1.200.120	»
Produit de la vente des os et objets hors de service	3.700	»
Montant de la vente des produits excédant les besoins de l'asile . . .	120	»
Recettes accidentelles.	3.000	»
Remboursement de frais de translation d'aliénés	5.000	»
Remboursement d'avances aux aliénés sortants ayant un dépôt-patrimoine	1.000	»
Fondation d'André.	500	»
Revenus en nature.		
Produits récoltés et consommés par l'établissement.	28.000	»
Produit du travail des aliénés.	82.500	»
Total	1.324.440	»

Dépenses.

Personnel.

Traitement du directeur.	8.000	»
— des médecins, du chirurgien et du pharmacien, chefs de service.	34.200	»
— de l'économe, des employés et sous-employés de l'Administration.	19.277	»
— du chirurgien adjoint et des internes en médecine et en pharmacie	7.700	»
— des surveillants, sous-surveillants et infirmiers	41.345	»
— des surveillantes, sous-surveillantes et infirmières. . . .	44.965	»
— des chefs d'atelier et assimilés, sous-employés et préposés des services généraux.	22.685	»
A reporter. . . .	178.172	»

	Fr.	c.
Report.	178.172	»
Traitement des sous-surveillantes et préposées des services généraux.	10.735	»
— du personnel hors cadres.	33.420	»
Indemnités diverses	39.316	»

Nourriture.

Pain	98.000	»
Viande de boucherie	154.600	»
Vin, cidre, bière.	37.250	»
Comestibles.	207.800	»

Pharmacie.

Dépenses de pharmacie.	15.500	»

Habillement, blanchissage.

Lingerie et vêtures.	83.000	»
Blanchissage.	9.000	»

Chauffage, éclairage.

Chauffage.	60.000	»
Éclairage	58.000	»

Mobilier.

Dépenses de coucher.	17.000	»
Entretien et renouvellement des meubles et ustensiles	40.000	»

Entretien des propriétés et bâtiments.

Entretien des propriétés et frais de culture.	5.000	»
Entretien des bâtiments et murs	48.700	»

Dépenses diverses.

Contributions.	100	»
Assurances	1.900	»
Abonnement aux eaux.	40.000	»
Frais d'administration, de bureau, d'impressions et d'école.	9.000	»
Frais de transport (cavalerie, voitures, harnais, assurances contre les accidents, etc).	6.000	»
Fourrage et litière.	5.500	»
Frais de sépulture.	2.000	»
Tabac.	1.500	
Gratifications aux travailleurs.	27.500	»
Distractions aux malades	3.000	»
A reporter. . . .	1.191.993	

	Fr.	c.
Report. . . .	1.191.993	»
Bibliothèque médicale et matériel scientifique	4.500	»
Frais de transfèrement d'aliénés.	5.000	»
Avances aux aliénés sortants sur leur dépôt-patrimoine	1.000	»
Fondation d'André et subvention du Département pour secours aux aliénés sortants et nécessiteux.	1.000	»
Restitution de trop perçu.	100	»
Dépenses imprévues	600	»
Enseignement aux infirmiers et infirmières.	1.200	»
Entretien des laboratoires de photographie	1.000	»
Subvention de 500 francs à chacun des laboratoires des médecins en chef	2.000	»
Produits récoltés et consommés par l'établissement	28.000	»
Évaluation du travail des aliénés	82.500	»
TOTAUX.	1.318.893	»

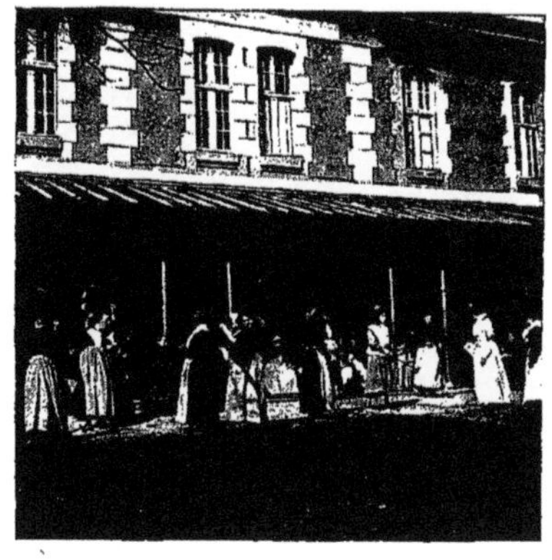

QUARTIER DES FEMMES AGITÉES

ASILE DE MAISON-BLANCHE

ASILE DE MAISON-BLANCHE

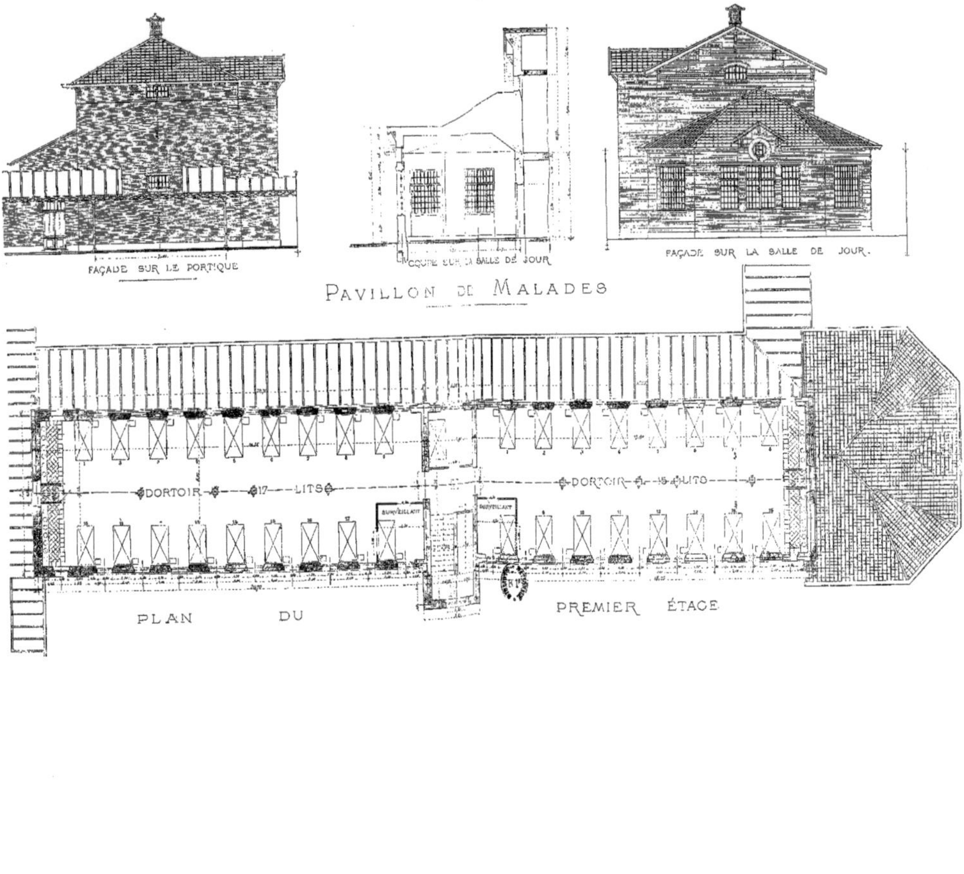

FAÇADE SUR LE PORTIQUE

COUPE SUR LA SALLE DE JOUR

FAÇADE SUR LA SALLE DE JOUR.

PAVILLON DE MALADES

DORTOIR 17 LITS

DORTOIR 15 LITS

SURVEILLANT

SURVEILLANT

PLAN DU PREMIER ÉTAGE

ASILE DE MAISON-BLANCHE

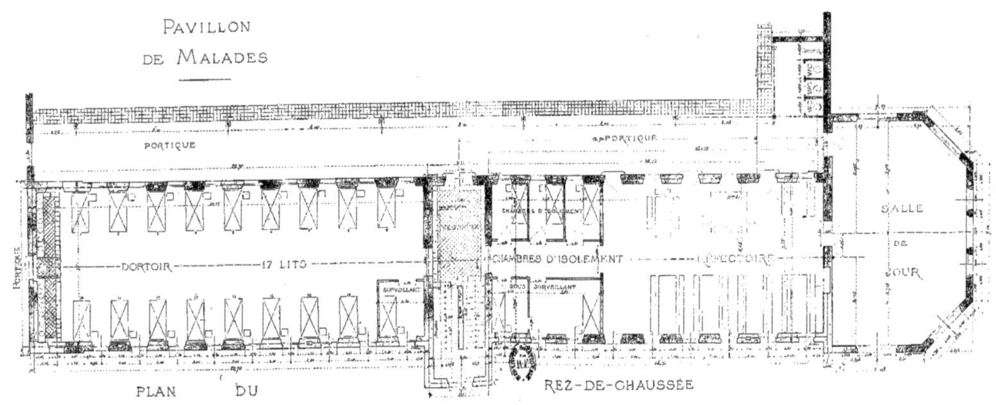

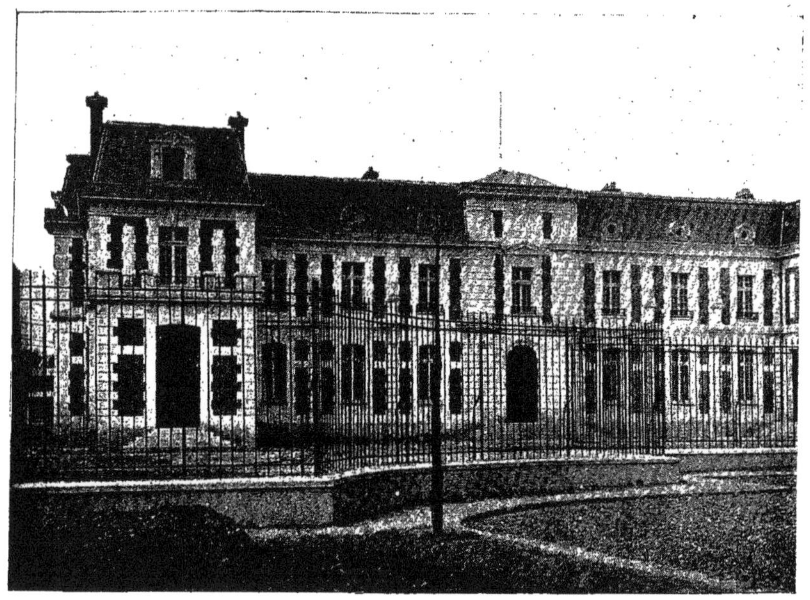

COUR D'HONNEUR DE L'ASILE — BATIMENT DE L'ADMINISTRATION

ASILE DE MAISON-BLANCHE

à Neuilly-sur-Marne (Seine-et-Oise).

Par délibération du 26 décembre 1895, le Conseil général a décidé la construction sur un emplacement dépendant du domaine de Ville-Évrard, d'un cinquième asile d'aliénés ; cet asile qui porte le nom de Maison-Blanche est par suite voisin de l'Asile de Ville-Évrard et possède les mêmes moyens de communication avec Paris.

L'Assemblée départementale, par délibération du 6 Juillet 1898, a affecté ce cinquième asile exclusivement aux femmes aliénées.

A la suite d'un concours, le plan adopté a été celui présenté par M. Morin-Goustiaux et c'est à cet architecte que la construction de l'asile a été confiée.

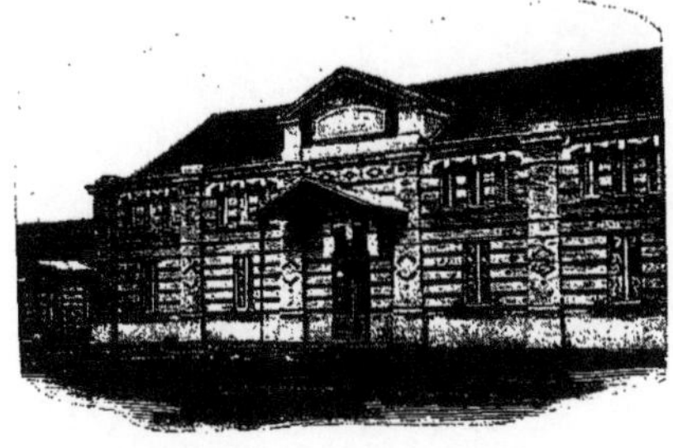
RÉFECTOIRE CENTRAL. — SALLE DES FÊTES

Les travaux ont été entrepris dès le commencement de 1896; la première partie de l'asile vient d'être achevée. Cette première partie comprend 14 pavillons de malades, les bâtiments des services généraux, le bâtiment d'administration et les pavillons pour le logement des médecins et du pharmacien. Le nombre de malades prévu pour le deuxième semestre de 1900 s'élève à 700, réparties en deux sections.

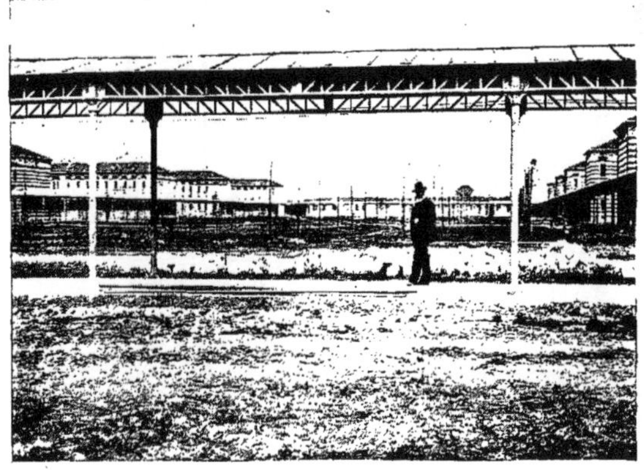
VUE INTÉRIEURE DE L'ASILE

La deuxième partie, qui n'est pas encore commencée, comprendra une section pour les alcooliques, une seconde pour les hystériques et épileptiques; elle hospitalisera 500 malades, ce qui portera à 1.200 femmes le nombre des aliénées traitées dans l'établissement quand il sera complètement terminé.

En même temps que la première partie de l'asile, une usine centrale a été construite sur une autre partie du domaine à l'entrée de l'Asile de Ville-Évrard; elle est destinée à assurer aux deux établissements de Ville-Évrard et de Maison-Blanche, l'éclairage électrique, l'adduction

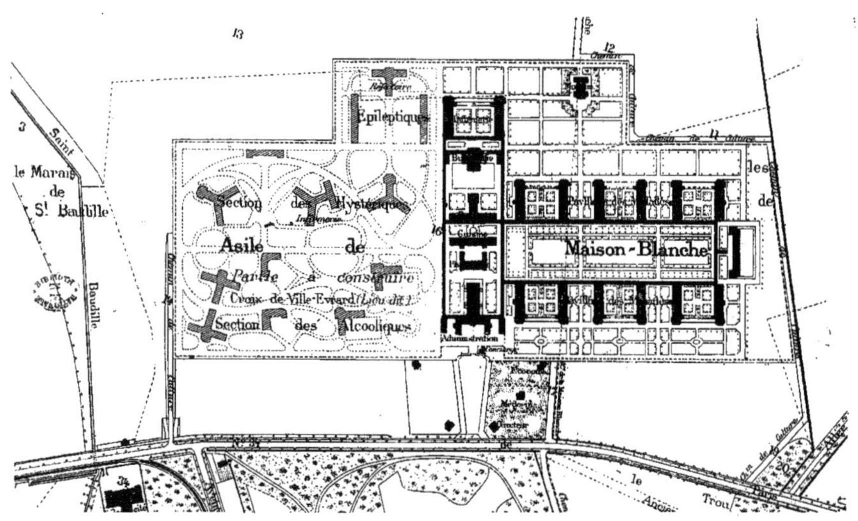

ASILE DE MAISON-BLANCHE

d'eau de rivière et enfin le refoulement des eaux usées dans le champ d'épandage qui est voisin et qui est cultivé par les aliénés de Ville-Évrard.

Le personnel de l'asile de 1900, en est composé comme suit:

PERSONNEL ADMINISTRATIF

1 directeur. — M. Bonnier;
1 économe. — M. Depay;
1 commis principal;
1 commis.

PERSONNEL MÉDICAL

1 médecin en chef de la première section. — M. le Dr Taguet;
1 médecin en chef de la deuxième section. — M. N...;
1 pharmacien en chef. — M. N...;
1 chirurgien en chef. — M. le Dr Picqué;
1 chirurgien adjoint. — M. le Dr Mauclaire;
2 internes en médecine;
2 internes en pharmacie.

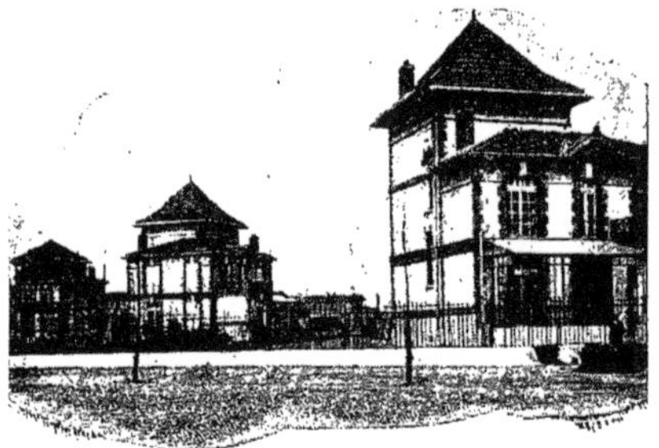

PAVILLONS DES MÉDECINS

PERSONNEL SECONDAIRE

Personnel attaché aux services administratifs.

1 sous-employé assimilé à sous-surveillant;
4 préposés.

Personnel attaché aux services médicaux.

2 surveillantes;
13 sous-surveillantes;
67 infirmières;

Personnel attaché aux services généraux.

15 hommes, 14 femmes.

Personnel hors cadres : 3 agents.

Les dépenses de personnel, de matériel et de charbon nécessitées par le fonctionnement de l'usine centrale sont supportées par les deux asiles de Ville-Évrard et de Maison-Blanche.

Le département de la Seine paie pour chaque journée de malade traitée à l'Asile de Maison-Blanche en 1900, un prix de 2 fr. 20 c.

Le Conseil général a voté le budget de l'Établissement pour le deuxième semestre seulement de l'année de 1900 et l'a arrêté :

En recettes	à Fr.	305.000 »
En dépenses		258.317 50
Ce qui donne un excédent de. .	Fr.	46.682 50

Les tableaux ci-dessous donnent le détail des recettes et des dépenses :

Recettes.

Recettes en argent.

	Fr.	c.
Intérêts des fonds placés au Trésor	250	»
Aliénés au compte du Département de la Seine.	281.050	»
Produits de la vente des os et objets hors de service.	750	»
Recettes accidentelles	500	»
Remboursement de frais de transfèrement d'aliénés	250	»
Remboursement d'avances faites aux aliénés sortants sur leur dépôt-patrimoine.	250	»
Fondation d'André pour secours aux aliénés sortants	250	»
Revenus en nature.		
Produits récoltés et consommés par l'établissement.	1.000	»
Produit du travail des aliénés	20.700	»
Total.	305.000	»

Dépenses.

Personnel.

Traitement du Directeur.	6.000	
Traitement des médecins, du chirurgien et du pharmacien, chefs de service.	10.100	»
A reporter. . . .	16.100	»

	Fr.	c.
Report.	16.100	»
Traitement de l'économe, des employés et sous-employés de l'Administration.	8.607	50
Traitement du chirurgien adjoint et des internes en médecine et en pharmacie	2.450	»
Traitement des surveillantes, sous-surveillantes et infirmières.	23.665	»
Traitement des chefs d'ateliers et assimilés, sous-employés et préposés des services généraux	5.433	75
Traitement des sous-surveillantes et préposées des services généraux. .	3.910	»
Traitement du personnel hors cadre.	4.350	»
Indemnités diverses.	9.485	»
Nourriture.		
Pain.	33.900	»
Viande de boucherie.	47.750	»
Vin, cidre, bière	10.000	»
Comestibles	31.616	25
Pharmacie.		
Dépenses de pharmacie	4.000	»
Habillement, blanchissage.		
Lingerie et vètures	5.000	»
Blanchissage.	2.000	»
Chauffage, éclairage.		
Chauffage	7.250	»
Éclairage.	11.500	»
Mobilier.		
Dépenses du coucher	1.000	»
Entretien et renouvellement des meubles et ustensiles	4.000	»
Entretien des propriétés et bâtiments.		
Entretien des propriétés et frais de culture	4.000	»
Entretien des bâtiments et murs.	5.000	»
Dépenses diverses.		
Contributions.	1.000	»
Assurances.	750	»
Fourniture d'eau et entretien des appareils	3.500	»
Frais d'administration, de bureau, d'impression et d'école	2.250	»
Frais de transport (cavalerie, voitures, harnais, assurance contre les accidents, etc.)	2.500	»
A reporter. . . .	251.017	50

	Fr.	c.
Report. . . .	251.017	50
Fourrage et litière	1.500	»
Frais de sépulture	500	»
Tabac	50	»
Gratifications aux travailleurs	2.600	»
Distractions aux malades	750	»
Bibliothèque médicale et matériel scientifique	500	»
Frais de transfèrement d'aliénés	250	»
Avances aux aliénés sortants sur leur dépôt-patrimoine	250	»
Fondation d'André et subvention du Département pour secours aux aliénés sortants et nécessiteux	250	»
Restitution de trop-perçu	50	»
Dépenses imprévues	300	»
Écoles d'infirmiers et d'infirmières	300	»
Total	258.317	50

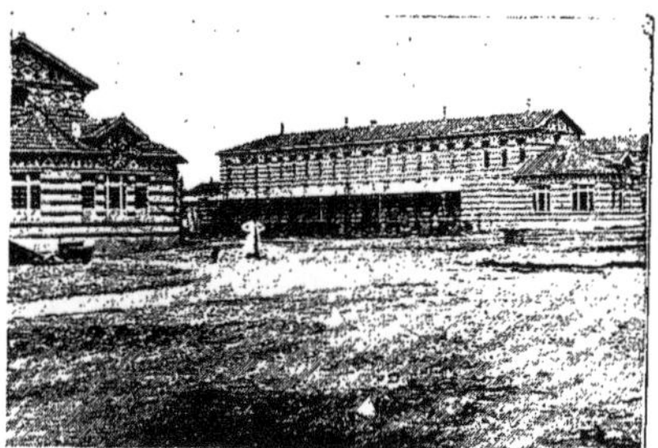

VUE EXTÉRIEURE DES QUARTIERS

COLONIE FAMILIALE DE DUN-SUR-AURON

(CHER)

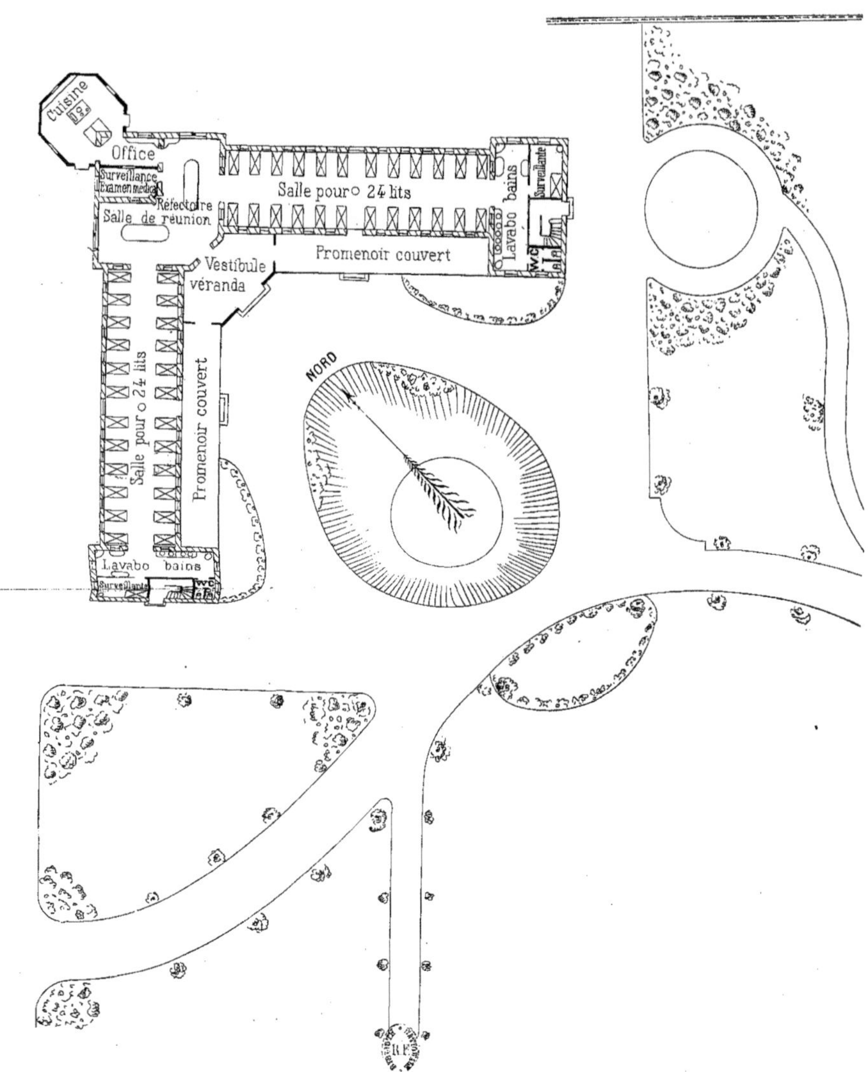

COLONIE FAMILIALE DE DUN-SUR-AURON

PLAN DE LA SECTION DE MALADES ALITÉES

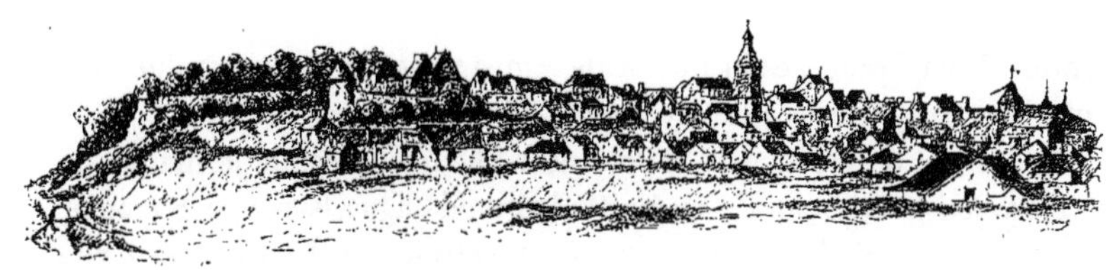

COLONIE FAMILIALE DE DUN-SUR-AURON

(CHER)

Depuis les Congrès de 1867 et les discussions de la Société médico-psychologique de Paris, la colonisation familiale des aliénés était considérée comme l'œuvre des siècles à Gheel, et d'une réalisation inapplicable ailleurs.

L'Écosse, cependant, l'appliquait à cette époque même pour le désencombrement de ses asiles et l'applique encore à 3.000 aliénés. La Belgique, non contente de ses 1.800 malades en famille à Gheel, tenta, il y a quinze ans, la création d'une colonie nouvelle à Lierneux, essai qui réussit pleinement.

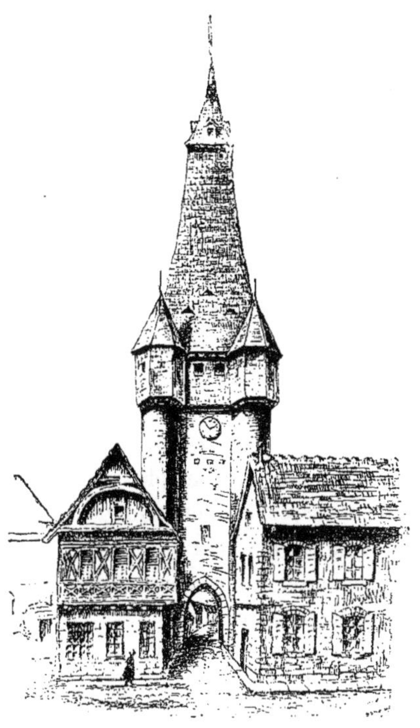

DONJON DE DUN-SUR-AURON

Ce que voyant, les délégués municipaux de Paris au Congrès d'Anvers pensèrent à faire de même pour la Seine. M. le docteur Marie, titulaire de la Bourse de voyage à la suite du concours de 1890 fut chargé d'une mission spéciale en Écosse et en Belgique au retour de laquelle il accepta de tenter une application semblable en France, essai que M. le Ministre de l'Intérieur voulut bien autoriser, dans une localité du Cher.

En partant de Paris, gare d'Orléans à 7 heures et demie le matin, on arrive à Bourges vers midi ; on quitte la grande ligne ferrée pour monter dans un chemin de fer économique, à voie étroite, on franchit assez vite les 32 kilomètres qui séparent Bourges du siège de la Colonie. A une heure et demie on arrive à Dun-sur-Auron, située à 300 kilomètres de Paris.

Dun-sur-Auron, autrefois Dun-le-Roy, situé à 28 kilomètres de Bourges, était jadis une des villes les plus importantes du Berry. C'était une place forte, et il reste encore des ruines importantes de ces fortifications, un beffroi, en particulier, au toit bizarre qui fut une des tours du château d'où Pierre de Giac, favori de Charles VII, fut précipité dans l'Auron, sur les ordres du connétable de Richemont, en 1427. Elle fut plusieurs fois assiégée, brûlée ou pillée pendant l'occupation anglaise.

On trouve aux environs de la ville des ruines d'établissements romains, et en particulier d'une villa dite de la Touratte. La ville elle même contient un grand nombre de traces de son passé, une église, dont une partie remonte à l'époque romane, des maisons dont quelque partie rappelle l'époque gothique ou la Renaissance.

La ville de Dun qui, il y a trente ou quarante ans contenait environ 7.500 habitants, n'en avait plus guère, en 1892, que 4.200. Les mines de fer, qui pendant un temps ont fait sa prospérité et employaient près de 1.800 ouvriers ne sont plus exploitées. Les vignes qui couvraient son territoire ont été à peu près complètement détruites par le phylloxéra.

Par suite de cette situation, les ouvriers des champs ou des carrières ne gagnent guère plus de 1 fr. 25 c. à 1 fr. fr. 50 c. par jour. Les métiers peu lucratifs ne rapportent pas plus de 3 à 4 francs et encore ne trouvent-ils pas à s'exercer d'une manière régulière. La production des denrées alimentaires les plus usuelles est assez abondante dans le pays et par conséquent à bon marché.

La ville de Dun était donc dans des conditions économiques favorables à la fondation d'une colonie, et le choix de l'administration a été particulièrement heureux.

Dun est à 170 mètres d'altitude, dans une position très salubre. La colline qui la supporte est côtoyée par l'Auron et par le canal du Berry, au delà duquel se trouve la ligne du chemin de fer d'intérêt local.

Il n'existe dans la région aucune industrie. Au point de vue de l'hygiène, la ville se trouve donc aussi dans une condition avantageuse.

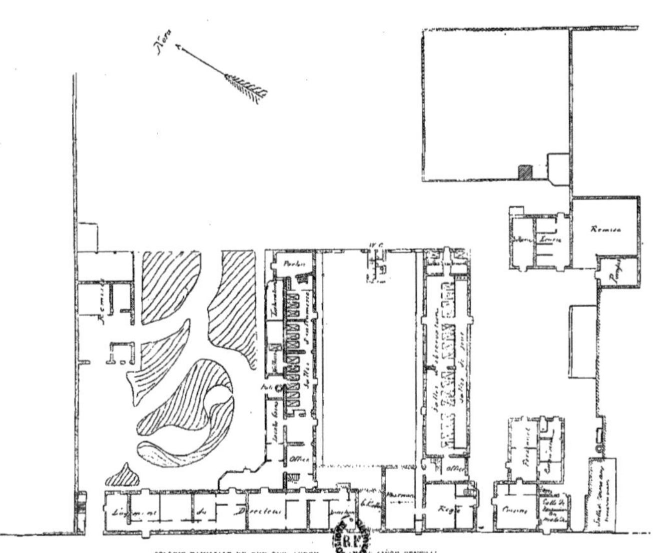

COLONIE FAMILIALE DE DUN-SUR-AURON — PLAN DU SIÈGE CENTRAL

Sauf les jours de marché, la circulation des voitures, même dans les plus grandes rues est à peu près nulle. C'est là pour les pensionnaires une condition de sécurité qui n'est pas à dédaigner.

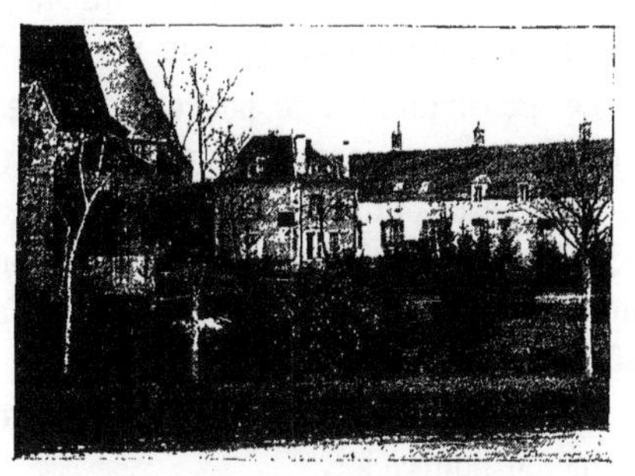
DUN-SUR-AURON — PLACE DE L'ÉGLISE

Une autre circonstance locale, assez précieuse dans l'espèce, c'est que la population susceptible d'offrir l'hospitalité aux assistés de la Seine est constituée par des habitants dont les conditions d'existence diffèrent moins de celle des habitants de la grande ville ou de sa banlieue que celles d'une population rurale.

Les maisons de la ville se touchent et sont agglomérées; elles n'ont en général qu'un rez-de-chaussée, élevé d'une marche au-dessus du sol, assez haut de plafond, et dans la partie supérieure un seul étage fort bas, formant un appentis qui apparaît exclusivement consacré au grenier.

En réalité, l'habitation c'est le rez-de-chaussée; ce rez-de-chaussée se compose de deux à trois pièces, quelquefois quatre, se faisant suite, toutes fort bien éclairées avec jour direct, les premières sur la rue, les suivantes sur une cour ou sur un petit jardin ou enclos.

La pièce sur rue, qui donne accès au logement, est le plus souvent une modeste boutique d'épicerie ou de quelque autre petit négoce. Les pièces qui font suite sont consacrées aux chambres à coucher avec un lit, souvent deux.

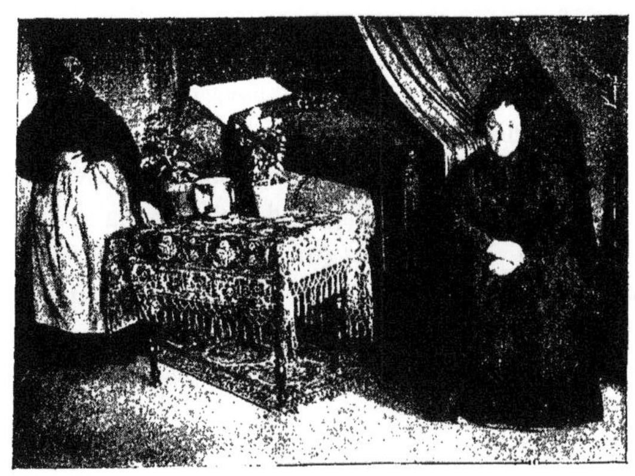
PLACEMENT FAMILIAL

C'est là que logent les pensionnaires dans une pièce isolée ou bien dans la même pièce qu'un membre de la famille. C'est ainsi qu'une veuve nourricière, vivant seule, placera la malade de préférencee dans la même chambre qu'elle, condition que l'on peut considérer comme un avantage, au point de vue de la surveillance.

Les pensionnaires ne peuvent être reçus que par les nourriciers qui ont obtenu leur inscription sur le registre de la mairie.

Cette inscription n'est accordée qu'à ceux qui peuvent satisfaire aux conditions essentielles suivantes: de moralité, de soin et de propreté, de nourriture, d'espace, de salubrité et d'aérage des locaux spécialement affectés aux malades.

Il est en principe, interdit de placer des malades de sexe différent chez le même nourricier.

Les nourriciers ne peuvent recevoir plus de 3 malades sans une autorisation spéciale.

Chaque malade est placé sous la garde spéciale et la surveillance directe du nourricier chez lequel il est mis en pension.

La nourriture des malades doit être saine et abondante et en général la même que celle de la famille où ils sont placés.

En tout cas, ils reçoivent au moins par semaine 3 kilogr. 1/2 de pain, 1 litre de vin, de la viande fraîche quatre jours par semaine pour un poids total d'environ 1 kilogramme indépendamment des légumes, du lait, du beurre. fromage, etc.

Les chambres servant de logement doivent, en règle générale, avoir un cubage minimum de 20 mètres cubes par personne, être munies de fenêtres, de préférence planchéiées ou tout au moins dallées avec soin.

Les murs et plafonds doivent être blanchis à la chaux au moins deux fois par an.

Les locaux qui paraîtraient insalubres ou peu convenables, et les nourriciers qui refuseraient d'exécuter les mesures d'assainissement recommandées, sont signalés à l'Administration et passibles de retenues, en échange de l'exécution d'office desdites mesures.

Les personnes qui logent des pensionnaires doivent mettre à leur disposition les objets suivants : un lit de fer ou de bois d'au moins $0^{m},90$ de largeur, une paillasse, un matelas ou lit de plume, un traversin, un oreiller, deux paires de draps, trois couvertures dont une de laine, une chaise, une descente de lit, un vase, une cuvette et un meuble pour la vêture.

La paille des paillasses doit être renouvelée trois fois l'an et le linge changé tous les huit jours pour les malades propres.

Des lieux d'aisance convenables doivent être aménagés. Des alèzes, toiles cirées, bassins, etc., sont prêtés sur bons à l'infirmerie, en cas de besoin.

Les nourriciers doivent veiller à l'entretien et à la conservation des effets de vêture et objets à eux confiés, dont ils sont responsables.

Ils reçoivent, avec la personne qu'ils soignent, le trousseau réglementaire, dont ils délivrent reçu.

Les pièces à changer sont examinées le premier lundi de chaque mois, et reçues contre bons signés du directeur ou du régisseur. Les pièces détruites ou perdues accidentellement doivent être déclarées de suite pour être remplacées ; il peut être opéré des retenues de ce chef, en cas de négligence des nourriciers. Une fiche spéciale est dressée pour aider à établir le procès-verbal de destruction des effets réformésau magasin.

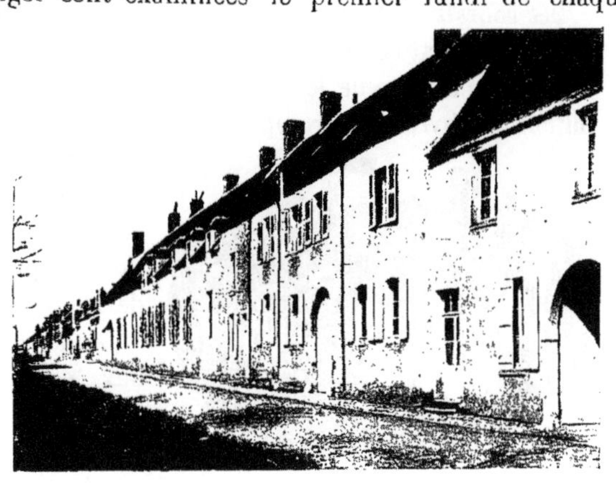

ENTRÉE DU SIÈGE CENTRAL DE LA COLONIE

Les nourriciers sont responsables de leurs pensionnaires ; en cas de disparition il doit en être donné sur-le-champ avis à la direction, qui fait opérer les recherches et la réintégration pour laquelle il est attribué une prime variable selon la distance. Cette prime peut être supportée par le nourricier, si l'évasion provient de sa faute.

Tout nourricier qui enfreint les dispositions du règlement, qui refuse, néglige ou est hors d'état de se conformer aux conditions essentielles qui lui sont imposées, est déclaré inhabile à recevoir des malades, et l'autorisation qui a pu lui être accordée à cet effet lui est retirée.

Les malades ne doivent aucun travail au profit des nourriciers ; elles ne sont occupées que si elles le demandent et en échange d'une rétribution qui ne saurait être moindre que le taux de pécule payé par l'Administration.

Toute violence ou tout mauvais traitement exercé envers un malade est puni du retrait immédiat de l'autorisation, sans préjudice, le cas échéant, des poursuites devant les tribunaux. Le retrait de l'autorisation est prononcé par le Directeur, sauf recours à l'Administration centrale.

Des primes et des récompenses, imputées sur la caisse de l'établissement, sont accordées aux nourriciers qui se distinguent par leur humanité et les soins qu'ils donnent à leurs pensionnaires.

Après cinq années de bons services continus il peut leur être attribué un livret de Caisse de retraite à primes annuelles payables par l'Administration comme haute paye si le service continue à être satisfaisant.

Des cours sont faits chaque semaine par les médecins aux nourriciers qui poursuivent l'obtention du diplôme de garde-malade créé pour eux. Il est tenu compte de leur assiduité à ces cours pratiques pour l'attribution des livrets et récompenses.

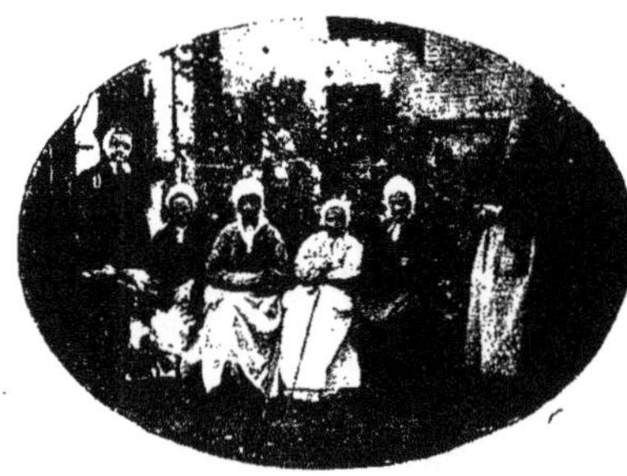

PLACEMENT FAMILIAL — JARDIN DE NOURRICIER

Il est interdit aux nourriciers comme au personnel, de recevoir directement des rémunérations ou présents des malades ou de leurs familles.

Les envois d'effets ou d'argent aux pensionnaires doivent être faits par l'intermédiaire de l'Administration ou déclarés de suite par les nourriciers si les familles omettent de se servir de cet intermédiaire.

Aucun moyen de coercition ni de contrainte matérielle ne saurait être employé vis-à-vis des malades confiés aux habitants. Les malades à isoler ne peuvent l'être qu'à l'infirmerie et les nourriciers ne doivent pas enfermer les pensionnaires dans leurs chambres. Les malades doivent pouvoir à tout moment venir réclamer au siège central.

Les visites de surveillance à domicile sont faites au moins une fois par quinzaine et chaque jour sur toute réquisition soit des nourriciers, soit des malades dont l'état nécessiterait des soins fréquents, à défaut de retrait à l'infirmerie.

Les placements de malades dans la commune de Dun sont répartis en six groupes correspondant à six secteurs géographiques :

1er secteur.	N.
2e —	N.-E.
3e —	N.-O.
4e —	S.-O.
5e —	S.-E.
6e —	S.

Ces secteurs comprennent en moyenne une quarantaine de placements (100 malades environ).

La vérification courante de ces secteurs est répartie entre le personnel de surveillance, à raison de deux secteurs par agent, en changeant la distribution tous les deux mois; de cette façon chaque secteur fait l'objet, de la part de chacun des agents, d'un rapport mensuel distinct avec notes spéciales pour chaque placement. Les notes d'un agent sont passées au suivant avec l'inspection du secteur, de façon qu'il soit donné suite aux recommandations et que les agents successifs chargés de l'inspection confirment les observations antérieures.

La mention succincte des placements quotidiennement visités est portée au rapport du jour avec les visites exceptionnelles de garde, prescriptions, etc. Les rapports réunis des divers agents sont collationnés chaque semestre avec les notes des services généraux (vestiaire, etc.) pour motiver les gratifications éventuelles qui se distribuent au jour de l'an et au 14 juillet.

L'assistant de l'infirmerie générale est de garde un jour sur deux pendant 24 heures, les lundi, mercredi et vendredi. La garde comporte le service d'urgence et la visite à domicile en dehors des tournées courantes, ainsi que les pansements, pièces à établir, distributions des médicaments, etc. L'assistant appelé pour le service doit indiquer au tableau l'endroit où il se trouve. Il doit recevoir à son bureau les réclamations des malades et des nourriciers et interroger les solliciteuses délirantes, en prenant note de leur état mental pour le signaler, le cas échéant.

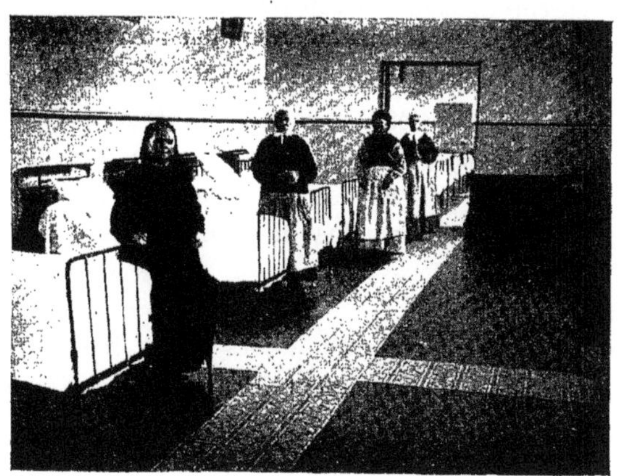

INFIRMERIE DE LA COLONIE

Les médecins se réunissent chaque jour vers neuf heures du matin dans les bureaux pour échanger les résultats des observations de la veille, se communiquer le rapport et concerter les mesures particulières qui peuvent résulter des circonstances du service. Le directeur ou son représentant contresigne le rapport médical ainsi que les pièces administratives présentées par le régisseur, qui rend compte du service général et prend les ordres qui s'y rattachent ainsi qu'à la correspondance officielle. L'assistant reçoit les indications relatives aux pièces médicales et à la correspondance des familles et rend un compte verbal du service d'infirmerie. Au retour des visites extérieures, le médecin remet les notes de visite à l'assistant pour la vérification des prescriptions, qui sont reportées au rapport.

Un contre-rapport a lieu à cinq heures du soir concernant les faits de la journée, les mutations éventuelles et la contre-visite de l'assistant de service.

Un surveillant général coopère avec l'assistant à la surveillance continue des placements au dehors, il fait un rapport quotidien concernant les conditions matérielles et d'alimentation de chaque secteur.

L'assistant empêché doit aviser le médecin-directeur ou son représentant, qui prend la garde en son lieu et place.

La garde ordinaire des mardis, jeudis, samedis, est assurée par le médecin-directeur ou son représentant.

La garde du dimanche est alternativement prise par le médecin-directeur le premier dimanche du mois, le médecin en chef le troisième dimanche et l'assistant pour les autres.

Le médecin-directeur alterne avec le médecin-adjoint pour le service des tournées extérieures d'inspection; les malades reçoivent en moyenne une visite par semaine indépendamment des visites supplémentaires à domicile en cas de maladie et des visites quotidiennes aux infirmeries.

En dehors du contrôle de ces visites, il est établi au siège central un service médical permanent assuré de jour et de nuit par l'un des médecins ou l'assistant.

Tous les jours et à toute heure, les malades comme les nourriciers sont reçus à volonté dans les bureaux pour toutes réclamations ou consultations médicales intéressant les malades.

L'ordre dans lequel sont faites les inspections du dehors pour Dun même est établi d'après la division de la ville en six secteurs répartissant les placements à vérifier en six groupes et rentrant dans la tournée de l'un des jours de la semaine.

Le médecin-directeur assure les services à Dun un jour sur deux, l'autre jour étant employé à la visite hebdomadaire des annexes de Bussy, Ainay et Levet.

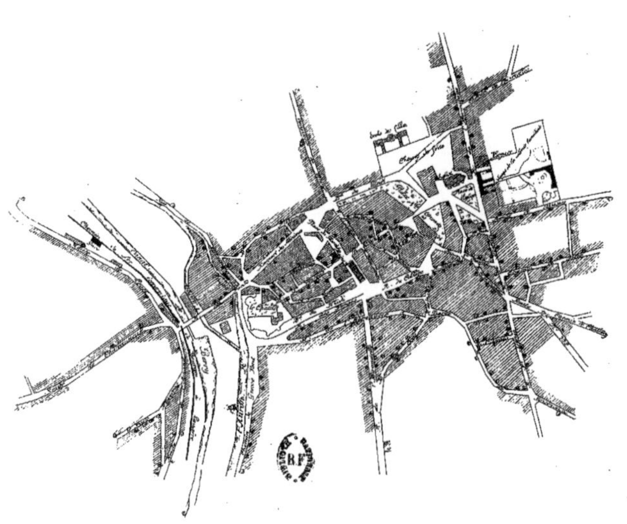

VILLE DE DUN-SUR-AURON — CARTE DES PLACEMENTS

Colonies annexes de Bussy, de Levet et d'Ainay-le-Château.

Les colonies annexes sont spécialement sous la surveillance du médecin-directeur.

Il y pratique ses tournées hebdomadaires, sans préjudice des visites supplémentaires pour cas d'urgence ou toute autre cause.

Les auxiliaires des annexes font la tournée un jour sur deux à domicile et se tiennent au bureau de l'infirmerie locale les autres jours, pour y recueillir sans témoins les réclamations éventuelles des malades ou des nourriciers.

Ils présentent aux médecins, lors de leur passage, un rapport écrit pour la semaine. Dans la colonie annexe de Levet, plus éloignée, réside un assistant.

Les infirmeries centrales de Dun sont scindées en deux : Infirmerie Somatique, dite Pavillon Deschamps, du nom de son fondateur, avec 12 lits pour les affections intercurrentes ordinaires, médicales ou chirurgicales, une chambre d'isolement peut permettre d'opérer le retrait d'un cas contagieux peu grave tel qu'érésipèle ou gale, par exemple.

Une pièce largement éclairée peut servir de salle d'opération ou d'examens spéciaux.

Un pavillon parallèle de 16 lits avec chambre d'isolement pour agités sert à l'observation mentale des arrivants et au retrait des accès d'agitation intercurrents.

Un amphithéâtre d'autopsie avec laboratoire d'histologie pathologique complète les installations scientifiques.

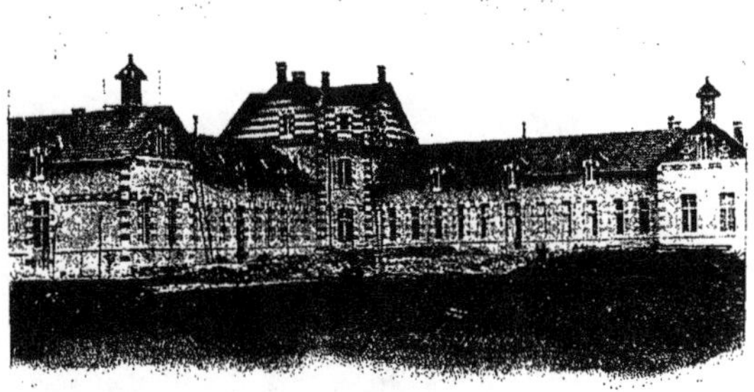

SECTION DE MALADES ALITÉES

Une section d'alitées de 40 lits vient d'être édifiée pour y réunir les malades malpropres par suite d'ictus ou des progrès de l'âge et qui ne sauraient plus tirer profit du placement familial.

Ainsi se trouveront bientôt supprimés les six placements multiples de gâteuses qui figurent aux tableaux suivants.

Répartition des placements.

Annexe de Nizerolles-Bussy.	Nourriciers ayant 1 malade .	1 =	1	69
	— 2 malades.	14 =	28	
	— 3 malades.	12 =	36	
Annexe de Levet.	Nourriciers ayant 1 malade .	7 =	7	80
	— 2 malades.	12 =	24	
	— 3 malades.	13 =	39	
	Infirmerie A . . . . — B		10	
Annexe d'Ainay-le-Château.	Nourriciers ayant 1 malade .	14 =	14	31
	— 2 malades.	7 =	14	
	— 3 malades.	1 =	3	
Colonie de Dun-sur-Auron.	Nourriciers ayant 1 malade .	67 =	67	510
	— 2 malades.	117 =	234	
	— 3 malades.	52 =	156	
	— 6 malades.	6 =	36	
	Infirmeries.		17	

Récapitulation.

	Nourriciers.	Malades.	
Placements simples . . .	89	89	
— doubles, . . .	150	300	
— triples	78	234	
— sextuples . . .	6	36	
Totaux. . . .	263	659	
Infirmeries. . . Dun		17	31
Infirmeries. . . Annexes		14	
Total. . . .		690	

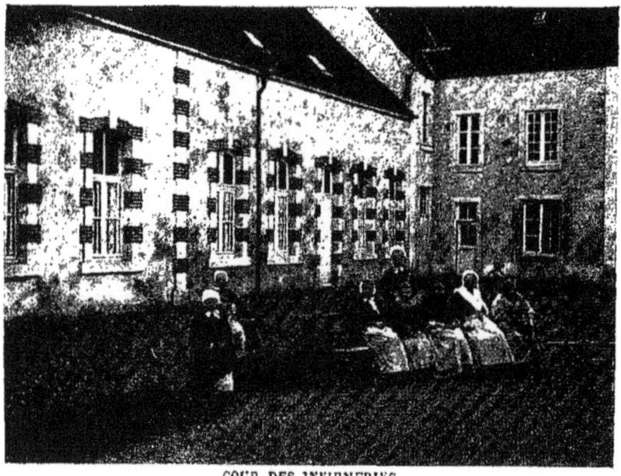

COUR DES INFIRMERIES

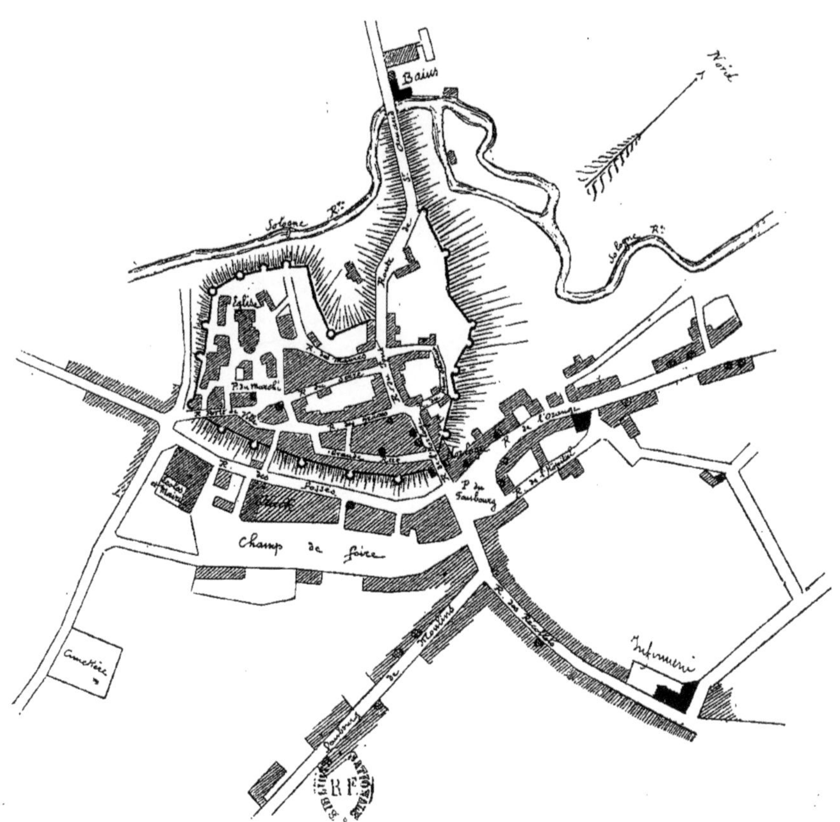

VILLE D'AINAY-LE-CHATEAU (ALLIER)

Il avait été installé à Ainay-le-Château (Allier) qui se trouve à 23 kilomètres de Dun-sur-Auron, une annexe de la colonie familiale et des pensionnaires femmes y avaient été placées au nombre d'une trentaine. Mais depuis le commencement de 1900, Ainay-le-Château est devenu le siège d'une nouvelle colonie familiale autonome, spécialement affectée aux hommes et ayant son budget propre. L'effectif est actuellement de 25 pensionnaires et sera porté à 100 avant la fin de l'année.

M. le Dr Lwoff a été nommé directeur-médecin de cette colonie.

Dépenses d'entretien depuis la création.

DÉSIGNATION DES CRÉDITS	1892	1893	1894	1895	1896	1897	1898	1899
	Fr. c.	Fr. c.	Fr. c.	Fr. c.	Fr. c.	Fr. c.	Fr. c.	Fr. c.
Dépenses du personnel . . .	258 34	4.479 50	4.903 16	5.025 01	6.612 17	6.632 45	11.445 09	12.390 »
Indemnités diverses	»	»	2.359 16	3.468 96	3.559 62	3.865 98	6.675 44	7.938 50
Journées d'entretien payées aux nourriciers.	250 15	30.671 65	54.400 69	93.856 40	142.210 65	179.895 82	226.899 60	260.977 87
Dépenses de pharmacie . . .	10 »	400 »	800 »	800 »	1.000 »	1.200 »	1.500 »	2.000 »
Renouvellement et entretien des trousseaux.	194 80	3.000 »	5.995 62	9.000 »	8.976 75	11.970 60	15.812 22	19.976 94
Blanchissage.	26 65	249 27	450 »	646 42	744 38	799 75	799 55	799 30
Chauffage	21 »	»	499 52	549 05	699 86	789 41	799 90	800 »
Éclairage.	»	»	119 10	148 80	198 46	199 30	198 65	247 05
Régimes spéciaux.	»	1.499 99	»	»	»	»	»	»
Renouvellement des meubles et ustensiles	»	»	100 »	199 95	475 56	799 69	798 68	995 91
Entretien des propriétés et cultures	»	»	300 »	290 45	499 95	798 70	798 10	999 25
Entretien des bâtiments et murs.	»	»	»	299 98	497 80	698 34	797 68	999 39
Contributions et assurances.	»	»	60 85	68 85	30 20	86 95	137 08	167 38
Locations	»	883 40	600 »	»	»	140 »	290 »	850 »
Eaux (bains).	»	»	200 »	300 »	698 09	799 56	999 75	1.399 55
Frais de bureau et d'école. .	93 50	500 »	549 05	600 »	800 »	1.798 45	1.467 48	1.995 95
Frais de transport, réintégrations et transfèrements . .	»	1.000 »	1.699 35	1.438 75	1.748 45	1.747 80	1.850 »	3.000 »
[illegible]ture	»	198 15	340 »	450 »	600 »	600 »	800 »	1.400 »
[illegible]	»	»	449 57	650 »	1.198 95	1.000 »	908 53	900 »
[illegible]	[illegible]	»	500 »	650 »	793 80	799 30	800 »	1.200 »
[illegible]	[illegible]	[illegible]	999 15	1.498 76	1.799 70	1.799 30	1.993 91	2.399 41
[illegible]	[illegible]	[illegible]	[illegible]	150 »	200 »	206 45	397 10	495 15
[illegible]	[illegible]	»	[illegible]	796 58	602 15	898 40	671 99	883 28
[illegible]	[illegible]	»	[illegible]	291 »	384 50	380 97	162 50	314 80
[illegible]	[illegible]	[illegible]	[illegible] 52	121.178 66	174.330 34	217.913 42	277.094 25	323.129 73

Il a donc été dépensé depuis la création de la Colonie, pour dépenses d'entretien, la somme de 1.234.788 fr. 07 c. pour 851.753 journées de malades, ce qui porte la moyenne d'une journée à 1 fr. 449 .

En 1901, le budget total d'entretien est prévu à 408.800 francs pour 850 F + 150 H = 1.000 malades, comme prix de journée moyen, soit 1 fr. 40 c.

Dépenses d'installation.

DÉSIGNATION DES CRÉDITS	1892	1893	1894	1895	1896	1897	1898	1899
	Fr. c.	Fr. c.	Fr. c.	Fr. c.	Fr. c.	Fr. c.	Fr. c.	Fr. c.
Travaux	1.266 25	6.737 17	14.267 24	3.890 15	11,324 81	29.390 66	24.563 60	22.706 31
Première mise pour trousseaux	»	975 52	5.637 41	8.995 58	4.947 40	4.995 71	4.999 58	2.996 46
TOTAUX	1.266 25	7.212 69	20.404 65	12.885 73	16.272 21	34.386 37	29.563 18	25.702 77
	147.693 85							

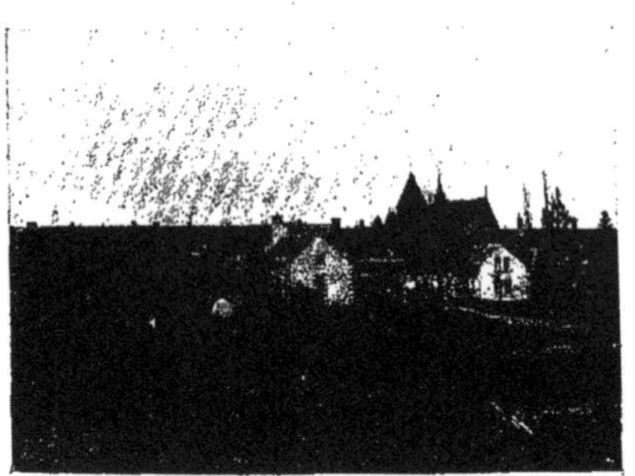

SIÈGE CENTRAL DE LA COLONIE VUE DU COTÉ DE LA CAMPAGNE

IMPRIMERIE CHAIX, RUE BERGÈRE, 20, PARIS. — 17937-7-00.

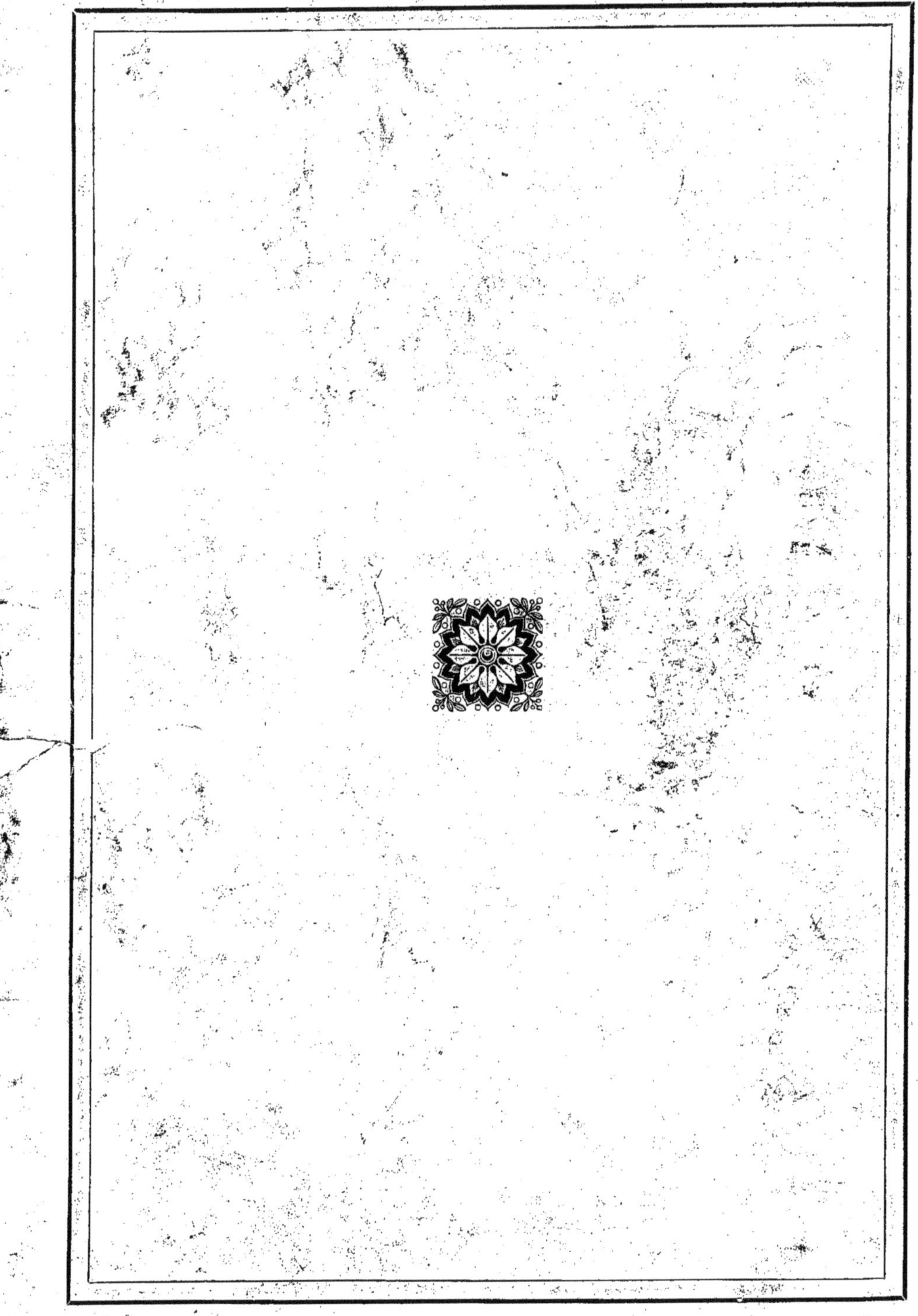

www.ingramcontent.com/pod-product-compliance
Ingram Content Group UK Ltd.
Pitfield, Milton Keynes, MK11 3LW, UK
UKHW022114190726
13855UKWH00002B/846

9 782013 396844